AF834715

Afrontamiento de los errores clínicos entre los médicos residentes: el fenómeno de la segunda víctima

Óscar Valer Monterde

Title: **Afrontamiento de los errores clínicos entre los médicos residentes: el fenómeno de la segunda víctima**

ISBN: 979-8-89966-089-4

Author: Óscar Valer Monterde

Cover image: www.pixabay.com

Publisher: Generis Publishing
Online orders: www.generis-publishing.com
Contact email: info@generis-publishing.com

Manuscrito

Afrontamiento de los errores clínicos entre los médicos residentes: el fenómeno de la segunda víctima

Facing clinical errors among medical residents: the phenomenon of second victim

Autor principal: Óscar Valer Monterde

Otros autores: Carlos Aibar Remón

ÍNDICE

0. RESUMEN

Objetivo: Valorar conocimientos y actitudes ante incidentes relacionados con la seguridad del paciente y errores clínicos entre los residentes en medicina de los hospitales Clínico Lozano Blesa yMiguel Servet.

Método: Estudio descriptivo transversal desarrollado en dos fases. 1) Revisión bibliográfica utilizando la estrategia "Scooping Review"; 2) Realización de una encuesta on line de carácter voluntario distribuida a través de las comisiones de docencia de los hospitales citados a los residentes, y posteriormente análisis descriptivo e inferencial de los resultados.

Resultados: Nuestro estudio muestra un alto porcentaje de errores clínicos entre los residentes, dentro de los cuales el 9,3% de los mismos que llego a ocasionar un evento adverso. Por otro lado, es en el tercer año de residencia donde parece más frecuente su consecución con una asociación estadísticamente significativa. Un 88 % de los residentes que respondieron la encuesta afirman conocer a otro compañero que ha podido sufrir el fenómeno de segunda víctima y el 65% piensa que si hubiera tenido mayor formación universitaria previa podría haberlo evitado. A consecuencia de estos errores, la probabilidad de recibir apoyo parece ser mayor en las especialidades médicas que en las quirúrgicas con una asociación estadísticamente significativa ($p < 0,05$). Los síntomas más asociados al problema en nuestro medio son la culpa, el pesimismo, la dificultad para concentrarse y la hipervigilancia.

Discusión: La frecuencia de eventos adversos en los residentes encuestados es similar a la observada en otros estudios en España. La realización de especialidades quirúrgicas parece asociarse con mayor frecuencia a percepción de pesimismo ante la vida junto a menor probabilidad de apoyo por el servicio. Parece que entre los primeros años de ejercicio profesional es donde más vulnerables son los profesionales médicos, mostrando en nuestro estudio el tercer año de residencia como el más crítico. El fenómeno de segunda víctima varía entre un 43% y un 78% con la hipervigilancia, la culpabilidad y las dudas en el desempeño profesional como principales síntomas entre residentes. La falta de formación universitaria en afrontamiento de errores clínicos y la cultura de infalibilidad médica hacen que la preparación ante estos esté poco atendida. Algunos elementos que podrían ayudar a mitigar el fenómeno de segunda víctima podrían ser un cambio en la docencia del grado a favor de una figura integral del médico junto a programas de apoyo hospitalarios.

Conclusiones: Los errores clínicos forman parte de la actividad y de las preocupaciones diarias entre los residentes. Sin embargo, el 81% piensan que la opción de cometerlos y su afrontamiento no se valoró durante su formación universitaria. A consecuencia de estos errores se produjo el fenómeno de segundas víctimas en un 55,8% con síntomas como hipervigilancia, ansiedad, sentimientos de culpa y dudas constantes sobre sus decisiones clínicas. Los residentes de tercer año y de especialidades quirúrgicas destacan como principales grupos de riesgo.

Palabras clave: "Patient Safety", "Adaptation, Psychological" "seconds victims" "Medical Errors/psychology".

ABSTRACT

Objective: To assess knowledge and attitudes towards incidents related to patient safety and clinical errors among resident physicians at the Clínico Lozano Blesa and Miguel Servet hospitals in Zaragoza.

Method: Cross-sectional descriptive study developed in two phases. 1) Literature review using the "Scooping Review" strategy; 2) Carrying out a voluntary online survey distributed through the teaching committees of the mentioned hospitals to the residents, and later descriptive and inferential analysis of the results.

Results: Our study shows a high percentage of clinical errors among residents, among which 9.3% of them caused an adverse event. On the other hand, it is in the third year of residency that it seems to be most frequently achieved with a statistically significant association. 88% of the residents who responded to the survey state that they know another colleague who may have suffered the second victim phenomenon and 65% think that if they had had more practical university training they could have avoided it. As a result of these errors, the probability of receiving support seems to be higher in medical specialties than in surgical ones, with a statistically significant association (p value < 0.05). The symptoms most associated with the phenomenon in our environment are guilt, pessimism, difficulty concentrating and hypervigilance.

Discusión: The frequency of adverse events in the surveyed residents is similar to that of Spain. The performance of surgical specialties seems to be associated more frequently with the perception of pessimism towards life together with a lower probability of support for the service. It seems that the first years of professional practice is where medical professionals are most vulnerable, showing in our study the third year of residency as the most critical. The second victim phenomenon varies between 43% and 78% with hypervigilance, guilt and doubts in professional performance as the main symptoms among residents. The lack of university training in coping with clinical errors and the culture of medical infallibility mean that preparation for these is little attended. Some elements that could help to mitigate the second victim phenomenon could be a change in the teaching of the degree in favor of an integral figure of the doctor together with hospital support programs.

Conclusions: Clinical errors are part of daily activity and concerns among residents. However, 81% think that the option to commit them and their coping was not valued

lograr esto, la atención médica debe ser segura, efectiva, oportuna, eficiente, equitativa y centrada en las personas "(5):

- **Efectividad:** siendo el grado de beneficio real obtenido en la población originado tras aplicar en la asistencia la mejor evidencia disponible.
- **Eficiencia:** el mayor grado en que se consigue el más alto nivel de la calidad con los recursos disponibles.
- **Equidad:** asistencia dispensada con la misma atención para problemas de salud semejantes, sin distinción social, económica, geográfica, cultural ni de ningún tipo.
- **Centrada en el paciente:** asistencia respetando los valores y creencias del paciente, estando debidamente informados en todo el proceso y siendo ellos quienes guían las últimas decisiones.
- **Seguridad:** libre de daños innecesarios.
- **Oportunidad:** se refiere a una asistencia en el momento adecuado, sin retrasos innecesarios o perjudiciales. Sin barreras geográficas, culturales u organizativas. Teniendo en cuenta dentro de esta dimensión su longitudinalidad de relación y su continuidad referida a la coordinación entre niveles asistenciales y profesionales (6).

LA SEGURIDAD DEL PACIENTE Y LAS VÍCTIMAS POTENCIALES

Como podemos observar, la seguridad del paciente es uno de los elementos centrales de la calidad asistencial. Sin embargo, la medicina no es una ciencia exacta y así lo mostró la publicación "To Err is Human: Building a Safer Health System". En ella se señaló como entre 44.000 a 98.000 muertes al año podrían deberse a errores médicos en los Estados Unidos. Este informe dejo claros varios conceptos: los errores médicos son comunes, son costosos, y que son los problemas relacionados con los sistemas de atención los que contribuyen a causan errores de todos los profesionales del sistema sanitario. Del mismo modo, muchos errores pueden prevenirse y la seguridad es manifiestamente mejorable (7).

La continua innovación en la asistencia sanitaria hace que su evolución se decline hacia un sistema superespecializado. Esto hace que nuestras estancias sean cada vez más cortas en los hospitales y se difumine la atención entre diferentes profesionales y niveles asistenciales. Por un lado, a consecuencia de esto, nuestro paciente se verá beneficiado de los logros y de la humanidad de la medicina en numerosos ámbitos.

Pero, por otro lado, el inherente carácter humano de la medicina puede convertir estas situaciones en equivocaciones e incidentes que lleguen a causar daño al mismo (8).

Para la consecución de estos incidentes podemos destacar unos factores determinantes que se pueden agrupar en tres categorías:

1. **Individuales de los profesionales sanitarios.** Dentro de este podemos diferenciar varios elementos:
    a. Conocimiento insuficiente o falta de entrenamiento
    b. Acciones no intencionadas: Fallos de memoria, despistes por falta de atención y/o descuidos.
    c. Acciones intencionales erróneas o transgresiones de las normas de forma rutinaria o circunstancial.
2. **Relacionados con el sistema sanitario en el que desempeñan sus funciones.**
3. **Los pacientes a los que atiende** (6).

En 2009, la OMS, a consecuencia de la gran amplitud terminológica en materia de seguridad del paciente, realizó el informe técnico "Mas que palabras". Su finalidad era conseguir una taxonomía universal referida a los principales conceptos en seguridad del paciente. Fruto de él, encontramos términos como cuasiincidente, en el que un error clínico no alcanza al paciente, o un incidente sin daños, en el que el error alcanza al paciente, pero no le causa ningún daño (5). Sin embargo, en 2016, el Ministerio de Sanidad, Servicios sociales e Igualdad realizó un importante avance al respecto redactando la "Estrategia de Seguridad del Paciente del Sistema Nacional de Salud". En ella, se ampliaron algunos de los términos nombrados con anterioridad y se renombraron nuevos. De forma sintetizada dicha estrategia define los errores clínicos en dos tipos:

- Incidente sin daños: incidente que alcanza al paciente, pero no causa ningún daño apreciable
- Evento adverso: incidente que ocasiona daño al paciente (9).

Durante los últimos años, se han ido desarrollando importantes proyectos con el objetivo de valorar el impacto de estos incidentes y eventos adversos sobre los pacientes y el sistema sanitario. Actualmente en España podemos nombrar tres grandes estudios:

- El estudio ENEAS sobre los efectos adversos en Hospitalizados.
- El estudio APEAS sobre los eventos adversos en atención primaria.

- El estudio cualitativo EARCAS sobre los eventos adversos en centros sociosanitarios.

El estudio ENEAS se pudo observar como la incidencia de eventos adversos identificados a través de las historias clínicas se encontraba entre el 9 y 11% de sus pacientes, la mayoría a causa de fármacos. Además, determinaron que entre el 43 y 48% de los casos se pudo haber evitado (10,11,12). En cuanto a la opinión de los usuarios, se ha podido observar como en el 53% de los casos consideran que podrían sufrir daño al recibir atención hospitalaria. Por otro lado, el 23% de los españoles encuestados manifiesta que ellos o sus familiares han sufrido algún daño relacionado con la atención hospitalaria (13). Es por esto que aun debemos seguir investigando sobre los errores clínicos y tener una visión cada vez más amplia y compleja al respecto para comprender estos fenómenos.

Con frecuencia nos hemos referido a los errores clínicos desde una perspectiva demasiado restrictiva y reduccionista. En muchas ocasiones solo nos centramos en ellos desde un modelo punitivo y bajo un contexto de responsabilidad, en lugar de con ánimo de reflexión y aprendizaje (8). Sin embargo, debemos ampliar la visión de estos. Cuando se comete un error el paciente no es la única víctima. Tras un desafortunado incidente pueden verse afectados no solo el paciente (obviamente, la primera y principal víctima), sino también los profesionales involucrados (segundas víctimas) e incluso la institución (tercera víctima) (14).

LAS SEGUNDAS VÍCTIMAS

Concepto

El denominado fenómeno de "segunda víctima" fue descrito por primera vez por el profesor Albert Wu en su editorial del British Medical Journal en el año 2000. En dicha publicación describió el caso de un compañero de residencia que no supo identificar los signos electrocardiográficos de un taponamiento cardiaco. Este hecho llevaría al paciente al quirófano a altas horas de la noche y posteriormente a su fallecimiento. El error se difundió por el hospital rápidamente, siendo duramente juzgado, y terminando en un juicio de incompetencia. El residente que describe Wu en su publicación recuerda vagamente que hablara con su familia en el periodo posterior al suceso. Se sentía que no podía dormir e incluso compañeros de profesión temieron por ideaciones autolíticas. Posteriormente al evento, en su trabajo diario, no conseguía concentrarse como antes y terminó con un importante hábito enólico. Extrañamente, parece que no hay lugar para errores en la medicina moderna. Se habla habitualmente de que "los médicos son solo humanos" pero debido al avance tecnológico continuo se ha creado una falsa expectativa de perfección. Para el sistema, la principal solución ante un error grave es indagar y culpar al individuo en vez de intentar disminuir la consecución de este. Es por esto que Wu acuño el término de segunda víctima, bajo el cual se engloban os profesionales sanitarios implicados en un error clínico por el que quedan traumatizados, con independencia de que el error llegara a causar daño alguno (15).

Tras la consecución de un evento adverso, son numerosas las reacciones que pueden darse en un profesional de la salud como la rabia, la frustración o irritabilidad. Algunas de ellas incluso pueden llevar a la depresión, al aislamiento social e incluso a ideaciones autolíticas (16). Sin embargo, los principales síntomas y signos descritos en la literatura entre las segundas víctimas son la angustia, estrés, hipervigilancia, culpa y afectación en el desempeño laboral. Además, a menudo, el temor a convertirse en segunda víctima genera un incremento de la medicina defensiva y, a consecuencia de esto, mayores riesgos para el paciente por una práctica inadecuada (17,18,19,20).

Existe poca investigación sobre por qué algunos profesionales sanitarios experimentan el fenómeno de segunda víctima tras un evento adverso y por qué otros no lo hacen (21). Sin embargo, parece ser que la vergüenza y la culpa, tanto de uno mismo como de los demás, son dos de los elementos clave en su desarrollo (21,22). Algunos investigadores como Paparella y Jachna han señalado que este fenómeno de segunda víctima puede llegar a ser muy duradero y puede llegar a progresar a un trastorno de estrés postraumático (23,24).

Estudios sobre frecuencia e impacto

Cabilan detectó como entre un 30 y un 60% de los médicos han desarrollado un síndrome de segunda víctima a lo largo de su carrera (25). Cabe destacar, por otro lado, que algunos estudios muestran como apenas un 17,4% de los médicos han recibido algún tipo de formación sobre cómo debe informarse cualquier tipo de incidente al paciente (26). Rinaldi y Stametz observaron cómo se llegan a alcanzar cifras superiores al 40% entre residentes que sufren el fenómeno de segundas víctimas, destacando como una población a riesgo de un posible impacto significativo en su futura vida profesional (18,20). Un dato característico es que el fenómeno parece estar relacionado con determinados factores de riesgo como son el año de residencia (a mayor año de residencia más riesgo) o el hecho de haber sufrido un fenómeno anterior en los últimos doce meses (20). Algunos factores detonantes que con más frecuencia se asocian al síndrome entre los residentes es el hecho de haber causado daño al paciente, con especial énfasis en si la consecuencia ha sido la muerte o suicidio inesperados. Otro dato no desdeñable es el papel que tiene la mujer en estos casos, siendo casi el doble el riesgo encontrado en el sexo femenino de sufrir este evento (18). Ciertamente, aunque los resultados en investigación sobre la etiopatogenia de estas diferencias son escasos, se debería tener muy en cuenta el abordaje del fenómeno desde perspectivas de género. Esto es debido a que su relación con fenómeno de segundas víctimas es alta, ya sea por la feminización progresiva de la profesión médica o ya sea por la patología de salud mental asociada al fenómeno (27). Stametz recalca que se podrían reducir estos casos si se desarrollaran instituciones académicas y hospitales con un papel más proactivo al brindar apoyo a quienes sufren estos episodios (20). Además, no debemos olvidar que en el artículo 37 del Código Deontológico la confraternidad entre médicos debe ser primordial, tratándose con respeto y sin realizase críticas de forma despectiva de los compañeros (28).

Evolución e implementación de estrategias

Todo esto ha hecho que en los últimos años se desarrollen diversas propuestas para afrontar este fenómeno. Algunos ejemplos los tenemos en el "HOPE team", un equipo de apoyo a segundas víctimas desarrollado por enfermeras en un hospital de Carolina del Norte. En él se pudo observar como la trasparencia y apoyo en el afrontamiento constructivo de errores clínicos fomentó un aumento de la notificación de los mismos. Además, remarca que el mayor bien del que dispone un hospital es su personal. Por este motivo, concluye que su mayor prioridad debería ser el cuidado de sus profesionales, proporcionándoles herramientas y grupos de apoyo ante incidentes indeseables (29). Otro gran estudio en el que se evaluó la implementación de estrategias de apoyo a segundas víctimas se desarrolló en un hospital de Granada. En él se siguió la estructura del modelo "Foryou" que basa su apoyo en tres niveles: el primero o de primeros auxilios emocionales en las primeras 24 horas, el segundo o de grupos formados de apoyo y el tercero con profesionales de referencia psicosocial del hospital. El estudio concluyó que el 47,17% de los incidentes declarados no perjudicaron al paciente, pero, sin embargo, si afectaron al médico. Por otro lado, un dato relevante que descubrió es que, por cada evento adverso, de media, se vieron afectados 6 profesionales sanitarios. Finalmente, remarca como uno cada tres profesionales de la salud implicados en un evento adverso terminaron muy afectados tanto emocional como profesionalmente mostrando signos o síntomas de segunda víctima (30).

Todo lo expuesto anteriormente pone de manifiesto como el fenómeno de segundas víctimas es una realidad insuficientemente analizada. La falta de estudios desarrollados entre residentes hace necesario un mayor conocimiento de este fenómeno en nuestro medio, tanto para valorar el posible impacto que puede tener en los profesionales como para poder implementar estrategias de mejora en la calidad asistencial de nuestros hospitales.

ÓBJETIVOS

Objetivo principal

Valorar los conocimientos y actitudes ante incidentes relacionados con la seguridad del paciente y errores clínicos entrelos médicos residentes de los hospitales Clínico Universitario Lozano Blesa y Universitario Miguel Servet.

- **Objetivos secundarios**

    - Determinar la repercusión biopsicosocial que ha supuesto la consecución de un error clínico entre los residentes
    - Describir su situación y necesidades como posibles segundas víctimas.
    - Analizar factores asociados con las segundas víctimas entre los residentes de medicina para describir su posible perfil epidemiológico
    - Compilar propuestas de actuación de residentes dirigidas a reducir el impacto emocional que puede suponer haber estado involucrado en un evento adverso grave o en una complicación inevitable del curso clínico de una enfermedad.

Beiträge zum UN-Kaufrecht

Herausgegeben von Ulrich Magnus, Peter Mankowski und Ingo Saenger

Band 1 Alexander Mittmann: Einheitliches UN-Kaufrecht und europäische Verbrauchsgüterkauf-Richtlinie. Konkurrenz- und Auslegungsprobleme. 2004.

Band 2 Nicolas Hagge: Das einheitliche Kaufrecht der OHADA (Organisation pour l'Harmonisation en Afrique du Droit des Affaires). 2004

Band 3 Urs Verweyen: Die Käuferrechtsbehelfe des UN-Kaufrechts im Vergleich zu denen des neuen internen deutschen Handelskaufrechts aus Sicht eines deutschen Warenexporteurs. 2005.

Band 4 Christopher Niemann: Einheitliche Anwendung des UN-Kaufrechts in italienischer und deutscher Rechtsprechung und Lehre. Eine Untersuchung zur einheitlichen Auslegung unbestimmter Rechtsbegriffe und interner Lückenfüllung im CISG. 2006.

Band 5 Martin W. Brölsch: Schadensersatz und CISG. 2007.

Band 6 Martin F. Köhler: Das UN-Kaufrecht (CISG) und sein Anwendungsausschluss – unter besonderer Berücksichtigung der Benutzung Allgemeiner Geschäftsbedingungen und der internationalen Rechtsprechung zum stillschweigenden Ausschluss. 2007.

Band 7 Martin P. Lögering: CISG und internationale Handelsklauseln. 2008.

Band 8 Fariba Sabbagh-Farshi: Die vorvertragliche Haftung im UN-Kaufrecht und in den Unidroit- und Lando-Prinzipien unter Einbeziehung des deutschen und englischen Rechts. 2008.

Band 9 Torben Hesse: Internationale Standardverträge im Zusammenspiel mit dem CISG. Unter besonderer Betrachtung des ICC – International Sales Contract (ICC-Publikation Nr.556). 2011.

Band 10 Sebastian Knetsch: Das UN-Kaufrecht in der Praxis der Schiedsgerichtsbarkeit. 2011.

Band 11 Christina Kottke: Das UN-Kaufrecht im Spiegel der spanischsprachigen Länder. Der Anwendungsbereich des Wiener Übereinkommens vom 11. April 1980 über den internationalen Warenkauf (Artt. 1-6, 100 CISG) in der spanischen und lateinamerikanischen Literatur und Rechtsprechung. 2011.

Band 12 Wajma Mangal: Untersuchungs- und Rügeobliegenheiten im UN-Kaufrecht. 2015.

www.peterlang.com

„I am always drawn back to places where I have lived, the houses and their neighborhoods. For instance, there is a brownstone in the East Seventies where, during the early years of the war, I had my first New York apartment. It was one room crowded with attic furniture, a sofa and fat chairs upholstered in that itchy, particular red velvet that one associates with hot days on a train. The walls were stucco, and a color rather like tobacco-spit. Everywhere, in the bathroom too, there were prints of Roman ruins freckled brown with age. The single window looked out on a fire escape.

Even so, my spirits heightened whenever I felt in my pocket the key to this apartment; with all its gloom, it still was a place of my own, the first, and my books were there, and jars of pencils to sharpen, everything I needed, so I felt, to become the writer I wanted to be."

Truman Capote[1267]

1267 *Capote*, Breakfast at Tiffany's, 1.

Soergel, Hs. Th. Bürgerliches Gesetzbuch mit Einführungsgesetz und Nebengesetzen, Band 13, Schuldrechtliche Nebengesetze 2, Übereinkommen der Vereinten Nationen über Verträge über den internationalen Warenkauf (CISG), 13. Aufl., 2000, zitiert: *Soergel/ Bearbeiter*, Art., Rn.

von Staudinger, Julius Kommentar zum Bürgerlichen Gesetzbuch mit Einführungsgesetz und Nebengesetzen, Wiener (UN-) Kaufrecht, 2013, zitiert: *Bearbeiter*, in: *Staudinger*, Art., Rn.

Witz, Wolfgang; Salger, Hanns-Christian; Lorenz, Manuel International Einheitliches Kaufrecht, Praktiker-Kommentar und Vertragsgestaltung zum CISG, 2000, zitiert: *Bearbeiter*, in: *Witz/ Salger/ Lorenz*, Art., Rn.

Gabriel, Henry Practioner's Guide to The Convention on Contracts for the International Sale of Goods (CISG) and the Uniform Code (UCC), 1994, zitiert: *Gabriel*, S.

Herber, Rolf; Czerwenka, Beate Internationales Kaufrecht, Kommentar zu dem Übereinkommen der Vereinten Nationen vom 11. April 1980 über Verträge über den internationalen Warenkauf, 1991, zitiert: *Herber/ Czerwenka*, Art., Rn.

Honnold, John O.; Flechtner, Harry M. Uniform Law for International Sales Under the 1980 United Nations Convention, 4th ed., 2009, zitiert: *Honnold/ Flechtner*, Rn.

Honsell, Heinrich Kommentar zum UN-Kaufrecht, Übereinkommen der Vereinten Nationen über Verträge über den Internationalen Warenkauf (CISG), 2. Aufl., 2010, zitiert: *Bearbeiter*, in: *Honsell*, Art., Rn.

Kröll, Stefan; Mistelis, Loukas; Viscasillas, Pilar Perales UN Convention on Contracts for the International Sale of Goods (CISG), zitiert: *Bearbeiter*, in: *Kröll/ Mistelis/ Viscasillas*, Art., Rn.

Loewe, Roland Internationales Kaufrecht, Wiener UN-Kaufrechtsübereinkommen vom 11. April 1980 und New Yorker UN-Verjährungsübereinkommen vom 14. Juni 1974 samt Protokoll vom 11. April 1980, nach dem Stand vom 15. Mai 1989, zitiert: *Loewe*, S.

Mertens, Hans-Joachim; Rehbinder, Eckard Internationales Kaufrecht: Kommentar zu den einheitlichen Kaufgesetzen, 1975, zitiert: *Mertens/ Rehbinder*, Art., Rn.

Reinhart, Gert UN-Kaufrecht, Kommentar zum Übereinkommen der Vereinten Nationen vom 11. April 1980 über Verträge über den internationalen Warenkauf, 1991, zitiert: *Reinhart*, Art., Rn.

Rudolph, Helga Kaufrecht der Export- und Importverträge – Kommentierung des UN-Übereinkommens über internationale Warenkaufverträge mit Hinweis für die Vertragspraxis, 1996, zitiert: *Rudolph*, Art., Rn.

Säcker, Franz Jürgen; Rixecker, Roland (Hrsg.) Münchener Kommentar zum Bürgerlichen Gesetzbuch, Band 3, 6. Auflage, 2012, zitiert: *Bearbeiter*, in: Mü-KoBGB, Bd. 3, Art., Rn.

Schlechtriem, Peter; Schwenzer, Ingeborg Kommentar zum Einheitlichen UN-Kaufrecht, Das Übereinkommen der Vereinten Nationen über Verträge über den internationalen Warenkauf – CISG – 5. Aufl., 2008, zitiert: *Bearbeiter*, in: *Schlechtriem/ Schwenzer*, Art., Rn.

Karsten (Hrsg.) Münchener Kommentar zum Handelsgesetzbuch, 2013, zitiert: *Bearbeiter*, in: Mü-KoHGB, Bd. 5, Art., Rn.

Michael (Hrsg.) Praxiskommentar zum Allgemeinen Bürgerlichen samt Nebengesetzen, Band 4, 1988, zitiert: *Schwimann*, Art., Rn.

2. MATERIAL Y MÉTODOS

CRONOGRAMA

El estudio se realizó de diciembre de 2022 a mayo de 2023 en dos fases. El desarrollo del mismo se indica en el siguiente esquema.

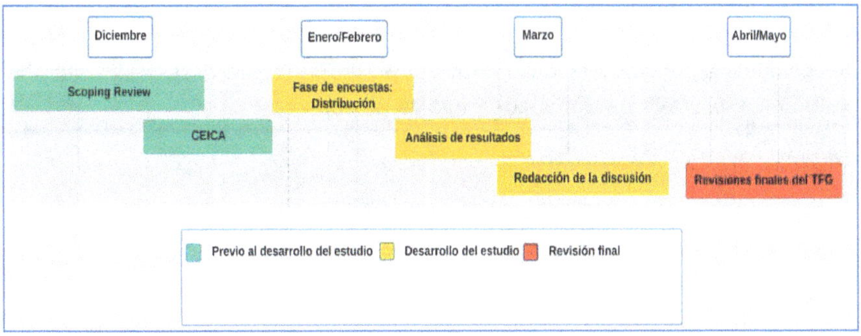

1ªFASE: SCOPING REVIEW

Antes de realizar este trabajo se revisó la literatura publicada hasta el año 2022-23. En primer lugar, para saber el punto de partida en el que nos encontrábamos se realizó una revisión bibliográfica utilizando la metodología **"Scoping Review"** que es un tipo de revisión utilizada fundamentalmente para sintetizar conocimiento científico e identificar lagunas en la investigación, así como para observar áreas que requieren un aumento de estudio. Se consultaron las bases de datos Medline a través de Pubmed y MEDES. Como principal estrategia de búsqueda en Pubmed se utilizaron como términos [MESH]: "Health Personnel/psychology", "patient Safety", "Adaptation, Psychological" "Crime Victims", "Humans" "Social Support" "Stress, Psychological"" Medical Errors/psychology". Los operadores boleanos "AND" y "OR" fueron utilizados para recuperar toda la literatura existente. Por otro lado, se realizó una búsqueda en Google Académico a través de lenguaje natural con los términos: "second victim", "medical resident" "students" y una búsqueda manual de información en internet (instituciones y organismos internacionales que han abordado el tema como el Ministerio de Sanidad, Proyecto Segundas Victimas, Joint Comission y OMS).

Criterios de inclusión y exclusión

Para la selección de artículos y referencias se estableció que fueran originales y pertenecientes a organizaciones científicas europeas o españolas a los que se puede acceder al texto completo con una ausencia de conflictos de intereses importantes. Por otro lado, se seleccionaron publicaciones posteriores al año 2015 (últimos 7 años) de prensa nacional e internacional. Con un desarrollo claro de su método de estudio. Realizado, además, en poblaciones con facilidad de inferencia al escenario descrito en este estudio. Finalmente, los idiomas a las que hemos restringido el estudio han sido el castellano y el inglés. Posteriormente se realizó un análisis *ad hoc* de la información de los estudios y guías analizados en los que se observó: características generales de los estudios, aspectos metodológicos y población del muestreo.

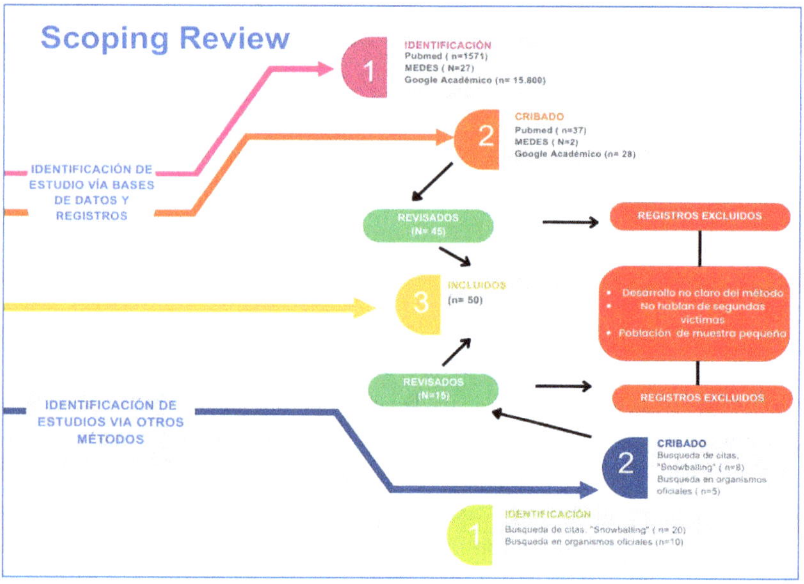

2ª FASE: ENCUESTAS Y RECOGIDA DE INFORMACIÓN

En esta fase se desarrolló una encuesta (Anexo 1) para obtener la información necesaria para la realización de este estudio. Para el diseño se utilizó la aplicación "Google Forms" base al cuestionario "Consulta para profesionales-Hospitales" (http://www.segundasvictimas.es/cuestionario) adaptándolo a los médicos residentes . Este se encuentra validado y fue desarrollado por un proyecto financiado por el Fondo de Investigaciones Sanitarias, Fondos FEDER, la Conselleria d'Educació,

Investigació, Cultura i Esport (Generalitat Valenciana) y la Fundación para el Fomento de la Investigación Sanitaria y Biomédica de la Comunitat Valenciana (FISABIO) para disminuir el impacto que los efectos adversos tienen sobre los profesionales y las instituciones.

La encuesta fue distribuida a través de las Comisiones de Docencia de los hospitales Miguel Servet y Clínico Lozano Blesa vía telemática por correo electrónico (Anexos 2 y 3) a los médicos residentes a través de dos envíos, uno en enero y otro en febrero.

Contexto geográfico, descripción del lugar de estudio y criterios de inclusión

El estudio fue desarrollado en los dos principales hospitales universitarios de Zaragoza. Por un lado, en el Hospital Universitario Lozano Blesa (Hospital de referencia principal del Sector III de Zaragoza) con una población a su cargo de unos 306.000 habitantes, de los cuales 48.000 son inmigrantes. Por otro, el Hospital Universitario Miguel Servet el cual atiende en muchos procesos a habitantes no solo de sus zonas de salud (Sector II sanitario), sino de todo Aragón e incluso de La Rioja y Soria (al tratarse de un gran hospital con un elevado nivel de especialización). Este hospital tiene, no obstante, de referencia unas 397.430 personas.

Actualmente, se encuentran en formación 363 médicos residentes en el Hospital Miguel Servet y unos 211 en el Hospital Clínico Lozano Blesa. El principal criterio de inclusión en el estudio fue el estar realizando su formación especializada en medicina en los hospitales citados.

Consideraciones éticas

El trabajo de investigación se realizó tras obtenerse la autorización de la Comisión de Docencia de los Hospitales Clínico Lozano Blesa y Miguel Servet junto al dictamen favorable del Comité Ético de Investigación Clínica de Aragón (Resolución del 11 de enero de 2023, Acta N.º 01/2023, PI22/580) (Anexo 3).

Todo el trabajo se realizó siguiendo las normas que regulan el acceso, la protección y la confidencialidad de los datos de los sujetos a estudio a través de una anonimización de los datos obtenidos a través de las encuestas. Toda la información se analizó de forma agregada.

Variables independientes a estudio:

Variables sociodemográficas:

- **Edad:** variable cuantitativa numérica de obtención directa que refleja la edad medida en años.
- **Sexo:** variable cualitativa dicotómica de obtención directa con dos categorías (hombre/mujer)).
- **Especialidad:** variable cualitativa nominal de obtención directa con dos categorías: Médica/Quirúrgica/Médica-Quirúrgica.
- **Año de residencia**: variable cualitativa ordinal de obtención directa con las categorías de: Primero/Segundo/Tercero/Cuarto/Quinto año.

Variables experiencia profesional (Preguntas 2, 3, 4, 5, 6)

- **Cuasi-Incidente:** variable cualitativa ordinal de obtención directa en la pregunta 2 apartado 1 con las categorías: nunca/una vez/más de una vez.
- **Incidente:** variable cualitativa ordinal de obtención directa en la pregunta 2 apartado 2 con las categorías: nunca/una vez/más de una vez.
- **Evento adverso:** variable cualitativa ordinal de obtención directa en la pregunta 2 apartado 3 con las categorías: nunca/una vez/más de una vez.
- **Sufrimiento de otros residentes:** variable cualitativa ordinal de obtención directa en la pregunta 3 apartado 1 con las categorías: nunca/una vez/más de una vez.
- **Problemas laborales de otros residentes** variable cualitativa ordinal de obtención directa en la pregunta 3 apartado 2 con las categorías: nunca/una vez/más de una vez.
- **Probabilidad de evento adverso en la especialidad:** variable cualitativa nominal de obtención directa en la pregunta 4 apartado 1 categorizada en: Ninguna/ Baja/ Media/ Alta.
- **Probabilidad de apoyo en la especialidad:** variable cualitativa nominal de obtención directa en la pregunta 4 apartado 2 categorizada en: Ninguna/ Baja/ Media/ Alta.
- **Informar:** variable cuantitativa discreta de obtención directa en la pregunta 5 apartado 1 con una puntuación entre 0 y 10.
- **Pedir disculpas:** variable cuantitativa discreta de obtención directa en la pregunta 5 apartado 2 con una puntuación entre 0 y 10.

- **Consecuencias legales:** variable cuantitativa discreta de obtención directa en la pregunta 5 apartado 3 con una puntuación entre 0 y 10.
- **Prestigio profesional:** variable cuantitativa discreta de obtención directa en la pregunta 5 apartado 4 con una puntuación entre 0 y 10.
- **Falta de herramientas:** variable cuantitativa discreta de obtención directa en la pregunta 5 apartado 5 con una puntuación entre 0 y 10.
- **Conflicto con profesionales:** variable cuantitativa discreta de obtención directa en la pregunta 5 apartado 6 con una puntuación entre0 y 10.
- **Consecuencias de informar:** variable cualitativa nominal de obtención directa en la pregunta 6 categorizada en: El paciente acepto las explicaciones/A consecuencia de la conversación, empeoraron las relaciones con el paciente/El paciente presentó una demanda/El paciente tuvo una respuesta agresiva.

Variables relacionadas con los síntomas (Pregunta 7)

Si los encuestados no han tenido ningún error clínico o incidente tendrán enesta pregunta una opción para pasar directamente a la pregunta 12

Síntomas: variable cualitativa nominal de obtención directa a través de las respuestas de la pregunta 7 y categorizada en Obnubilación, confusión, dificultades para concentrarse, Sentimientos de culpa/ Pesimismo ante la vida, tristeza/ Cansancio/ Ansiedad/ Insomnio, dificultades para disfrutar sueño reparador/ Revivir el suceso una y otra vez/ ira y cambios de humor en el trabajo/Ira y cambios de humor en casa/ Dudas constantes sobre lo que se tiene que hacer en cada caso y si las decisiones clínicas son las correctas/ Pérdida de la reputación profesional entre los compañeros/ Cuestionarse si continuar en la profesión o abandonarla/ Hipervigilancia). Cara uno de los síntomas a su vez será categorizados según su frecuencia (Nunca /Casi nunca/ A veces/Frecuentemente/Muy frecuentemente).

Variables relacionadas con el área asistencial (Preguntas 8,9,10)

- **Área asistencial:** variable cualitativa nominal de obtención directa a través de la pregunta 8 categorizada en: Área de urgencias, Área de cuidados intensivos y reanimación/ Área quirúrgica/ Área médica general/ Área médica materno-infantil/ Área de diagnóstico y apoyo clínico/ Área de consultas.
- **Posibles causas:** variable cualitativa nominal de obtención directa a través de la pregunta 9 categorizada en: Experiencia insuficiente/ Conocimiento

insuficiente/ Alta presión laboral/ Mala comunicación con el paciente/ Falta de medios necesarios para llevar a cabo la actividad asistencial.

Variables referidas a ayuda (Preguntas 10,11)

- **Apoyo:** variable cualitativa nominal no excluyente de obtención directa en la pregunta 10 con las categorías: Familiares y/o amigos/ Compañeros médicos residentes/Adjunto responsable/ Jefe del servicio médico/ Supervisión de enfermería/ Personal de enfermería/ Dirección de la institución/ Servicio de Prevención de Riesgos Laborales/ Unidades de Salud Mental (Psiquiatra, psicólogo) /Otros.
- **Oferta de apoyo:** variable cualitativa nominal de obtención directa en la pregunta 11 con las categorías: Se te ofreció apoyo tras preguntar por él/ Se te ofreció activamente apoyo posible antes de cometer el error/lo encontraste por tu cuenta/ no has tenido disponible ningún apoyo.

Variables sobre formación universitaria (Pregunta 12)

- **Evitación del incidente:** variable cualitativa dicotómica (si/no) deobtención directa en la pregunta 12 apartado 1.
- **Trabajo en equipo:** variable cualitativa dicotómica (si/no) de obtencióndirecta en la pregunta 12 apartado 2.
- **Posibilidad de error:** variable cualitativa dicotómica (si/no) de obtención directa en la pregunta 12 apartado 3.

Preguntas abiertas

Finalmente se añadieron unas preguntas abiertas para una obtención de la precepción personal del problema que pueda contribuir a un análisis más amplio del problema en el ámbito de la formación especializada ya que es un problema no muy estudiado en este grupo de estudio:

- ¿Qué factores, que no hayamos mencionado, crees que contribuyen a la consecución de un error clínico?
- ¿Qué medidas de apoyo propondrías para los profesionales que han sufrido un hecho de segundas víctimas?

- En el caso de que hayas tenido algún error clínico, ¿podrías describirnos con detalle qué ocurrió?

ANÁLISIS ESTADÍSTICO Y EPIDEMIOLOGICO

El estudio planteado es un estudio observacional descriptivo transversal acerca de las diferentes características de los encuestados.

Para el análisis de los datos se realizó por un lado el volcado de los resultados a través de tablas de datos de la aplicación "Microsoft Office Excel 2007" donde se creó la principal base de datos y desde la que se realizaron las principales gráficas a estudios. Los resultados fueron expresados en dependencia de las variables y con la ayuda de la aplicación IBM Statistical Package for the Social Sciences (SPSS) para Windows, versión 23:

- En el caso de variables cuantitativas: Se analizaron las medidas de tendencia central (media/ mediana), medidas de dispersión (desviación típica), medidas de asimetría (coeficiente de kurtosis). La representación gráfica de las variables se realizó a través de histogramas de frecuencias.
- En el caso de variables cualitativas: Se analizaron a través de tablas de frecuencias absolutas y relativas. Por otro lado, su representación gráfica se desarrolló a través de diagramas de barras y de sectores.

Antes del análisis inferencial por otro lado se comprobó la normalidad de la distribución a través de la prueba de Kolmogorov-Smirnov/Shapiro-Wilk en dependencia de si la variable tenía una población menor de 50 o mayor a estudio.

En cuanto al análisis estadístico inferencial se utilizaron varios elementos en dependencia de lo que necesitamos analizar. Por un lado, se consideró en todo este apartado que existía asociación estadísticamente significativa para un nivel de confianza del 95% aquellos valores en los que se obtuvo un valor de p inferior a 0,05 tanto en prueba paramétricas como no paramétricas.

En el caso de variables cualitativas dicotómicas se utilizó la prueba Ji-cuadrado. Sin embargo, para lo casos en los que no se pudo utilizar esta prueba debido a su falta de cumplimiento de los criterios de aplicabilidad (variables que son cualitativas dicotómicas, un tamaño de la muestra mayor a 5 y que todas las frecuencias esperadas sean mayores de 30) se utilizó el contraste de Fisher con similar interpretación al resultado de Ji-cuadrado. En las tablas rxc, el contraste de independencia adecuado en este estudio fue el Chi-cuadrado.

Para poder interpretar las asociaciones se analizaron los residuos tipificados corregidos y se consideró la existencia de asociación cuando estos eran superiores a 1,96 entre variables. Por otro lado, para finalizar se valoró la intensidad de la asociación a través de V de Cramer con una interpretación de 0 ninguna relación y 1 una relación perfecta. Para distribuciones no normales se utilizaron como pruebas no paramétricas la prueba de H de Kruskal-Wallis para más de dos muestras independientes y la prueba de U de Mann-Whitney para dos muestras independientes.

3. RESULTADOS

Los resultados principales de este estudio se presentan en los siguientes apartados:

- **3.1.1. Variables sociodemográficas.**
- **3.1.2. Variables relacionadas con la experiencia profesional**
- **3.1.3. Variables relacionadas con el fenómeno de segundas víctimas**
- **3.1.4. Variables relacionadas con la formación universitaria**
- **3.1.5. Preguntas abiertas.**

3.1. ANÁLISIS DESCRIPTIVO

3.1.1. Variables sociodemográficas

- 3.1.1.1. Edad

  - La edad media es de 27,07 años (IC 95% 26,54-27,53) con una desviación típica de 1,64. La distribución de datos sigue una Curtosis de -0,549 (platicúrtica) y una Asimetría de 0,224 (la distribución es desviada a la derecha). La prueba de normalidad de Shapiro-Wilk nos proporciona un p valor inferior a 0,05 por lo que no podemos afirmar que la distribución por edad siga una distribución normal.

Gráfico 1. Edad

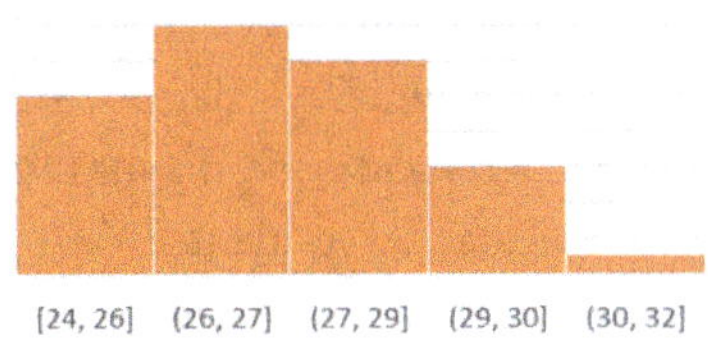

Gráfico 3. Especialidad

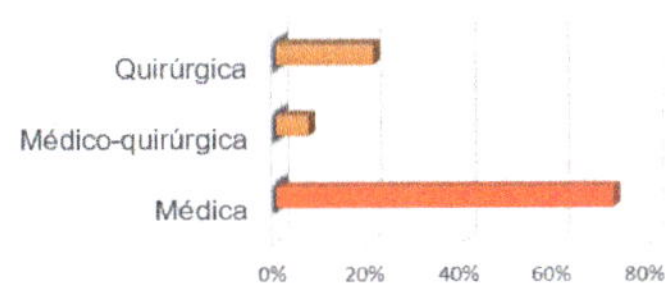

Gráfico 4. Año de residencia

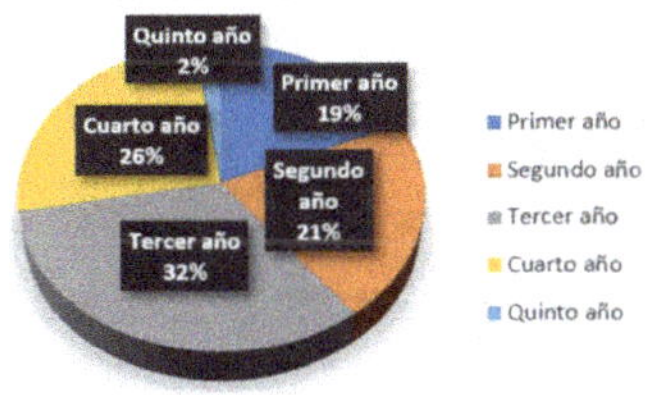

- 3.1.1. 2. Sexo

  - Si se observa la población de estudio, hay una gran representatividad del sexo femenino. La distribución de sexo fue de un 67,4% (n=29) mujeres y un 32,6% (n=14) hombres.

- 3.1.1. 3. Especialidad

    - Como podemos observar en la gráfica 3, la distribución de la especialidad fue de un 72,1% (n=31) especialidad médica, un 20,9% (n=9) quirúrgica y 7% (n=3) médico-quirúrgica.

- 3.1.1.4. Año de residencia

    - Si observamos la gráfica 4, la distribución fue de un 32,6% (n=14) tercer año de residencia, un 25,6% (n=11) cuarto año, 20,9% (n=9) segundo año, 18,6% (n=8) primer año y un 2,3% (n=1) quinto año.

Al segmentar la población de estudio por sexo entre las variables año de residencia y especialidad se obtuvo la tabla 1. En ella podemos observar como la razón de masculinidad en especialidades médicas es de 0,40 y en las quirúrgicas del 1,25. Además, podemos apreciar como el índice de respuestas ha sido mayor entre los residentes de tercer y cuarto año. En especial, destacan las especialidades médicas como las que han tenido mayor tasa de respuestas. Por otro lado, apenas hemos tenido una respuesta de residentes de último año. Finalmente, debemos destacar que en especialidades médico-quirúrgicas no tuvimos ningún hombre en el estudio.

Tabla 1. Distribución por especialidad, año de residencia y sexo (frecuencia relativa y absoluta)

	Médica		Médico-Quirúrgica		Quirúrgica		
	Hombre n (%)	Mujer n (%)	Hombre n (%)	Mujer n (%)	Hombre n (%)	Mujer n (%)	Total
Primer año	1 (2,3%)	5 (11,6%)	0	1 (2,3%)	0	1(2,3%)	8 (18,6%)
Segundo año	2 (4,6%)	5 (11,6%)	0	1(2,3%)	0	1(2,3%)	9(20,9%)
Tercer año	4 (9,3%)	5 (11,6%)	0	1(2,3%)	3(6,9%)	1(2,3%)	14 (32,5%)
Cuarto año	2 (4,6%)	6 (13,9%)	0	0	2(4,6%)	1(2,3%)	11 (25,5%)
Quinto año	0	1 (2,3%)	0	0	0	0	1(2,3%)
Total	9(20,9%)	22 (51,1%)	0	3 (6,9%)	5 (11,6%)	4(9,3%)	43 (100%)

3.1.2. Variables relacionadas con la experiencia profesional

- 3.1.2.1. Cuasi-incidente /Incidente/ Evento Adverso

Con un nivel de confianza del 95%, se puede afirmar que no existe una asociación estadísticamente significativa entre la consecución de un cuasiincidente, un incidente o un evento adverso según el sexo. No obstante, debemos destacar varios aspectos: el 83,7% de los residentes cometió un cuasiincidente más de una vez, el 58,1% cometió más de un incidente y el 9,3% más de un evento adverso.

Por otro lado, tampoco se han podido obtener diferencias estadísticamente significativas en relación con la consecución de un cuasincidente, un incidente o un evento adverso según la especialidad médica. Sin embargo, en nuestro estudio hemos observado una mayor proporción en eventos adversos entre los residentes de especialidades quirúrgicas con respecto a las médicas, siendo de un 22% y un 6% respectivamente.

Finalmente, según se muestra en la **tabla 2** sí que se ha observado una asociación estadísticamente significativa entre la consecución de un evento adverso y el año de residencia. Las categorías entre las que se ha obtenido dicha asociación son la consecución de un evento adverso y el tercer año. Por otro lado, también se ha asociado el segundo año de residencia como el año más seguro en el que mayor número de residentes nunca han tenido un evento adverso. Para las asociaciones se ha encontrado una asociación de una intensidad moderada con una V de Cramer de 0,48.

Tabla 2. Errores clínicos según año de residencia (frecuencia relativa y absoluta)

	Frecuencia	Primero	Segundo	Tercero	Cuarto	Quinto	Total
Cuasincidente	Nunca n (%)	0	0	0	0	0	0
	Una vez n (%)	3(7%)	0	2(4,7%)	2(4,7%)	0	7(16,3%)
	Más de una vez n (%)	5(11,6%)	9(20,9%)	12(27,9%)	9(20,9%)	1(2,3%)	36(83,7%)
Incidente	Nunca n (%)	2(4,7%)	1(2,3%)	0	2(4,7%)	0	5(11,6%)
	Una vez n (%)	3(7%)	3(7%)	6(14%)	1(2,3%)	0	13(30,2%)
	Más de una vez n (%)	3(7%)	5(11,6%)	8(18,6%)	8(18,6%)	1(2,3%)	25(58,1%)
Evento adverso	Nunca n (%)	5(11,6%)	7(16,3%)	4(9,3%)	5(11,6%)	0	2148,8%)
	Una vez n (%)	2(4,7%)	2(4,7%)	10(23,3%)	4(9,3%)	0	18(41,9%)
	Más de una vez n (%)	1(2,3%)	0	0	2(4,7%)	1(2,3%)	4(9,3%)
P valor	Para evento adverso 0,0092						

- **3.1.2.2.** Sufrimiento de otros residentes: como vemos en la **gráfica 5**, de esta variable podemos remarcar que hasta un 88% (n=38) de los residentes conoce a mas de un compañero de residencia con sufrimiento por sus errores clínicos

Gráfico 5. Sufrimientos de otros residentes tras errores clínicos

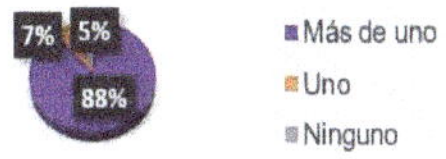

- **3.1.2.3.** Problemas laborales de otros residentes: como podemos observar en la **gráfica 6**, en este caso predomina un 58% (25) de los residentes que no han tenido absolutamente ningún problema laboral tras un error clínico.

Gráfico 6. Problemas laborales relacionados con el error

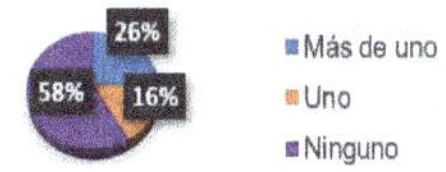

- **3.1.2.4.** Probabilidad de evento adverso en la especialidad

Tabla 3. Probabilidad de se produzca un evento adverso en tu especialidad (frecuencia relativa y absoluta)

		Medica %(n)	Médico-quirurgica %(n)	Quirúrgica %(n)	P valor
Probabilidad	Alta	41,9% (13)	0	77,8% (7)	0,03
	Media	41,9% (13)	33,3% (1)	22,2% (2)	
	Baja	16,1% (5)	66,7% (2)	0	
Total		100% (31)	100% (3)	100% (9)	

Como se puede observar en la **tabla 3**, con un nivel de confianza del 95% se han encontrado diferencias estadísticamente significativas entre la percepción de los residentes sobre la probabilidad de que se produzca un evento adverso con graves repercusiones para el paciente. De este modo se asocia a las especialidades quirúrgicas una mayor percepción de la posibilidad de eventos adversos con una intensidad de la asociación a través de V de Cramer moderada de 0,34.

- **3.1.2.5.** Probabilidad de apoyo en la especialidad

  - Según la **tabla 4**, con un nivel de confianza del 95%, se han encontrado diferencias estadísticamente significativas entre la percepción de los residentes sobre la probabilidad de apoyo ante un error clínico. De este modo se asocia a las especialidades quirúrgicas una menor percepción de la posibilidad de apoyo con una intensidad de la asociación a través de V de Cramer moderada de 0,47.

Tabla 4. Probabilidad de recibir apoyo en tu especialidad (frecuencia relativa y absoluta)

		Medica %(n)	Médico-quirúrgica %(n)	Quirúrgica %(n)	P valor
Probabilidad	Alta	51,6% (16)	33,3% (1)	0% (0)	0,01
	Media	41,9% (13)	66,7% (2)	33,3% (3)	
	Baja	6,5% (2)	0% (0)	66,7% (6)	
Total		100% (31)	100% (3)	100% (9)	

- **3.1.2.6. Información tras error clínico**

  - La media es de 7,20 (IC 95% 6,57-7,84) con una desviación típica de 2,05. La distribución de datos sigue una Curtosis de 2,73 (leptocúrtica) y una Asimetría de -1,31 (la distribución es desviada a la izquierda). La prueba de normalidad de Shapiro-Wilk nos proporciona un p valor inferior a 0,05 por lo que no podemos afirmar que la distribución por edad siga una distribución normal.

- **3.1.2.7. Pedir disculpas ante error clínico**

  - la media es de 7,20 (IC 95% 6,52-7,88) con una desviación típica de 2,20. La distribución de datos sigue una Curtosis de -1,03 (platicúrtica) y una Asimetría de -0,254 (la distribución es desviada a la izquierda). La prueba de normalidad de Shapiro-Wilk nos proporciona un p valor inferior a 0,05 por lo que no podemos afirmar que la distribución por edad siga una distribución normal.

- **3.1.2.8. Miedo a consecuencias legales tras error clínico**

  - La media es de 8,25 (IC 95% 7,67-8,83) con una desviación típica de 1,89. La distribución de datos sigue una Curtosis de 7,59 (leptocúrtica) y una Asimetría de -2,16 (la distribución es desviada a la izquierda). La prueba de normalidad de Shapiro-Wilk nos proporciona un p valor inferior a 0,05 por lo que no podemos afirmar que la distribución por edad siga una distribución normal.

- **3.1.2.9. Miedo a la perdida de prestigio profesional ante error clínico:**

  - La media es de 7,58 (IC 95% 6,76-8,39) con una desviación típica de 2,64. La distribución de datos sigue una Curtosis de 1,56(leptocúrtica) y una Asimetría de

-1,36 (la distribución es desviada a la izquierda). La prueba de normalidad de Shapiro-Wilk nos proporciona un p valor inferior a 0,05 por lo que no podemos afirmar que la distribución por edad siga una distribución normal.

- **3.1.2.9. No saber cómo informar del error al responsable del hospital**

  - La media es de 7,41(IC 95% 6,76-8,07) con una desviación típica de 2,11. La distribución de datos sigue una Curtosis de 2,73(leptocúrtica) y una Asimetría de -1,38 (la distribución es desviada a la izquierda). La prueba de normalidad de Shapiro-Wilk nos proporciona un p valor inferior a 0,05 por lo que no podemos afirmar que la distribución por edad siga una distribución normal.

- **3.1.2.10. Miedo a críticas y reproches ante error clínico**

  - La edad media es de 7,37 (IC 95% 6,74-8) con una desviación típica de 2,04. La distribución de datos sigue una Curtosis de -0,393(platicúrtica) y una Asimetría de -0,567 (la distribución es desviada a la izquierda). La prueba de normalidad de Shapiro-Wilk nos proporciona un p valor inferior a 0,05 por lo que no podemos afirmar que la distribución por edad siga una distribución normal.

Al analizar estas últimas variables (Informar, Pedir disculpas, Consecuencias legales, Prestigio profesional, Falta de herramientas y Conflicto con profesionales) hemos podido observar según la prueba de U de Mann-Whitney que no existen diferencias estadísticamente significativas entre sexos con un p valor superior a 0,05 en todas las categorías. Así mismo, con la prueba de Kruskal-Wallis se ha podido observar que no hay diferencias estadísticamente significativas entre los años de residencia con un p valor superior al 0,05. Sin embargo, debemos destacar que si hemos encontrado diferencias estadísticamente significativas para un p valor inferior a 0,05 según la especialidad con la prueba de Kruskal-Wallis. Las diferencias encontradas han sido entre pedir disculpas (p valor 0,028), Prestigio profesional (0,013) y Conflicto con profesionales (0,034). Sin embargo, las cifras son mayores en preocupación por perder el prestigio profesional y el tener un conflicto con profesionales (reproches o críticas) en las especialidades quirúrgicas. Por otro lado, las especialidades médicas son las que creen que tienen más probabilidades de pedir disculpas.

- 3.1.2.11. Consecuencias de informar del residente:

Como podemos observar en el **gráfico 7**, en un más de la mitad de los casos el paciente aceptó las explicaciones y casi un tercio de los residentes no tiene experiencia en informar errores clínicos.

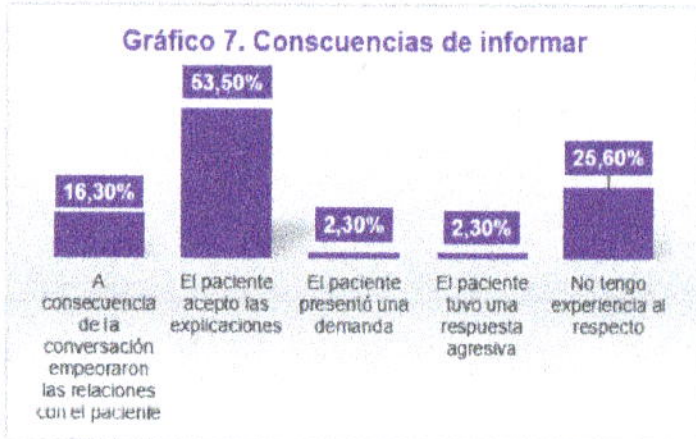

Gráfico 7. Conscuencias de informar

3.1.3. Variables relacionadas con las segundas victimas

- 3.1.3.1. Síntomas

Tabla 5. Síntomas según especialidad (frecuencia relativa y absoluta)

	Médica n (%)		Médico-Quirúrgica n (%)		Quirúrgica n (%)		P valor
	Poco frecuente	Muy frecuente	Poco frecuente	Muy frecuente	Poco frecuente	Muy frecuente	
Obnubilación, confusión, dificultades en concentración	6(25%)	9(37,5%)	1(4,2%)	1(4,2%)	4(16,7%)	3(12,5%)	n.s.
Culpa	3(12,5%)	12(50%)	0	2(8,3%)	5(20,8%)	2(8,3%)	0,03
Pesimismo	12(50%)	3(12,5%)	1(4,2%)	1(4,2%)	1(4,2%)	6(25%)	0,01
Cansancio	6(25%)	9(37,5%)	1(4,2%)	1(4,2%)	2(8,3%)	5(20,8%)	n.s.
Ansiedad	5(20,8%)	10(41,7%)	0	2(8,3%)	1(4,2%)	6(25%)	n.s.
Insomnio	9(37,5%)	6(25%)	2(8,3%)	0	3(12,5%)	4(16,7%)	n.s.
Revivir suceso	11(45,8%)	4(16,7%)	1(4,2%)	1(4,2%)	5(20,8%)	2(8,3%)	n.s.
Ira/cambios de humor en trabajo	13(54,2%)	2(8,3%)	1(4,2%)	1(4,2%)	7(29,2%)	0	n.s.
Ira/ cambios de humor en casa	11(45,8%)	4(16,7%)	0	2(8,3%)	5(20,8%)	2(8,3%)	n.s.
Dudas sobre si las decisiones clínicas son correctas constantemente	7(29,2%)	8(33,3%)	0	2(8,3%)	1(4,2%)	6(25%)	n.s.
Perdida de reputación profesional	10(41,7%)	5(20,8%)	1(4,2%)	1(4,2%)	2(8,3%)	5(20,8%)	n.s.
Cuestionarse si continuar en la profesión	12(50%)	3(12,5%)	1(4,2%)	1(4,2%)	4(16,7%)	3(12,5%)	n.s.
Hipervigilancia	6(25%)	9(37,5%)	1(4,2%)	1(4,2%)	1(4,2%)	6(25%)	n.s.

Para favorecer el análisis estadístico se ha segmentado el archivo para los residentes que sí que tuvieron un incidente o evento adverso y por lo tanto pudieron convertirse en segundas víctimas. Por este motivo se seleccionaron 24 residentes (55,8%) del total de los 43 encuestados. Por otro lado, se ha segmentado la base de datos de estas variables en poco frecuentes (las que en la encuesta fueron contestadas como "Nunca/Casi nunca/A veces") y muy frecuentes (frecuentemente/muy frecuentemente). Estas variables han sido analizadas por especialidades médicas, por año de residencia y por sexo.

Tabla 6. Síntomas según sexo (frecuencia relativa y absoluta)

Síntomas	Hombre		Mujer		P valor
Hipervigilancia n (%)	3 (12,5%)	5(20,8%)	5(20,8%)	11(45,8%)	0,75
Cuestionarse la profesión n (%)	5(20,8%)	3(12,5%)	12(50%)	4(16,7%)	0,52
Perdida de reputación n (%)	4(16,7%)	4(16,7%)	8(33,3%)	8(33,3%)	1
Dudas en las decisiones clínicas n (%)	5(20,8%)	3(12,5%)	3(12,5%)	13 (54,2%)	0,03
Cambios de humor en casa n (%)	7(29,2%)	1(4,2%)	9(37,5%)	7(29,2%)	0,12
Ira/cambios de humor en trabajo	8(33,3%)	0	13(54,2%)	3(12,5%)	0,19
Revivir suceso n (%)	6(25%)	2(8,3%)	11(45,8%)	5(20,8%)	0,75
Insomnio n (%)	4(16,7%)	4(16,7%)	10(41,7%)	6(25%)	0,55
Ansiedad n (%)	3(12,5%)	5(20,8%)	3(12,5%)	13(54,2%)	0,31
Cansancio n (%)	3(12,5%)	5(20,8%)	6(25%)	10(41,7%)	1
Pesimismo n (%)	4(16,7%)	4(16,7%)	10(41,7%)	6(25%)	0,55
Culpa n (%)	4(16,7%)	4(16,7%)	4(16,7%)	12(50%)	0,22
Dificultades en concentración n (%)	6(25%)	2(8,3%)	5(20,8%)	11(45,8%)	0,04
Frecuencia	Poco Frecuente	Muy Frecuente	Poco Frecuente	Muy Frecuente	

Como se observa en la tabla 5, lebemos remarcar que, en la variable de preocupación por perdida de la reputación profesional, a pesar de no haber encontrado significación estadística, que en las especialidades médicas en un 66,6% (10 de los 15 residentes) tienen esta sensación poco frecuentemente. Por otro lado, los residentes en especialidades quirúrgicas un 71,4% (5 de los 7 residentes) asumen frecuentemente ser partícipes de este sentimiento. Finalmente, con un nivel de confianza del 95%, se puede afirmar que existe asociación estadísticamente significativa entre el síntoma de pesimismo y las especialidades quirúrgicas con una V de Cramer de 0,59 mostrando una intensidad de la asociación moderada. Finalmente, se ha encontrado asociación estadísticamente significativa entre el síntoma de culpa frecuentemente y las especialidades médicas con una intensidad de asociación a través de v de Cramer de 0,53 moderada.

Como se muestra en la tabla 6, en cuanto a las diferencias entre sexos, debemos destacar varios elementos. Por un lado, con un nivel de confianza del 95% podemos afirmar que existe asociación estadísticamente entre el síntoma de dificultades en la concentración y obnubilación entre el sexo femenino en gran frecuencia con una intensidad la asociación de V de Cramer de 0,43, mostrando así una intensidad de dicha asociación moderada. Por otro lado, se ha encontrado también una asociación estadísticamente significativa entre las dudas en las decisiones clínicas y en su trabajo diario con el sexo femenino. En este último caso la intensidad de la asociación también fue moderada con una V de Cramer de 0,41. Finalmente, a pesar de no haber encontrado otras asociaciones estadísticamente significativas se deben remarcar otros hallazgos. Por un lado, el síntoma de ansiedad fue más frecuentemente vivido en las mujeres con un 81,25% que en los hombres con un 62,5%. Por otro lado, en el síntoma de ira o cambio de humor en el trabajo ningún varón ha remarcado que frecuentemente le ocurra esto tras ocurrir un incidente o evento adverso.

Finalmente, el último dato a considerar es que el 50% de los hombres tiene problemas de insomnio tras el error clínico y solo el 37,5% de las mujeres lo sufre (n.s).

Además, tal como puede apreciarse en la tabla 7, con un nivel de confianza del 95% podemos afirmar que existe asociación estadísticamente significativa entre el síntoma de insomnio y el tercer año de residencia con una intensidad de asociación a través de V de Cramer de 0,62 moderada-alta. Cabe destacar que en primero y segundo año de residencia no hubo ningún residente que tras la consecución de errores clínicos sufriera frecuentemente este síntoma. Sin embargo, es en tercer y cuarto año donde aumenta la frecuencia de este. Finalmente, debemos remarcar que la sintomatología aumenta en frecuencia en los cursos tercero y cuarto de residencia. De tal manera que en el primer año de residencia la sintomatología frecuentemente está presente en un 53% (7 categorías) de los residentes que comenten un error clínico, en segundo año en un 76% (10 categorías), en tercer año y cuarto año 100% (13 categorías), y en quinto año en un 53% (7 categorías). De hecho, en tercer año, es en el que en 10 categorías de síntomas se supera al 20% en frecuencia alta. Si analizamos los datos obtenidos en nuestro estudio de la tabla 7, podemos observar como la frecuencia de incidentes-eventos adversos va en aumento hasta al tercer de residencia, en donde la proporción de estos llega a alcanzar el 71,4%, descendiendo el número de incidentes en años consecutivos. La proporción en el resto de los años es del 37,5% en primer año, 33,3% el segundo año, 63,6% en el cuarto año y solo una persona en quinto año. Con estos datos podemos mostrar cómo el 14% de los residentes de tercer año sufren con una muy elevada frecuencia fenómenos de segunda víctima.

Tabla 7. Síntomas según año de especialidad (frecuencia relativa y absoluta)

	1° n (%)		2° n (%)		3° n (%)		4° n (%)		5° n (%)		P valor
Frecuencia	**Poco frecuente**	**Muy frecuente**	**Poco frecuente**	**Muy frecuente**	**Poco frecuente**	**Muy frecuente**	**Poco frecuente**	**Muy frecuente**	**Poco frecuente**	**Muy frecuente**	
Obnubilación, confusión, dificultades en concentración	2(8,3%)	1(4,2%)	2(8,3%)	1(4,2%)	4(16,7%)	6(25%)	3(12,5%)	4(16,7%)	0	1(4,2%)	n.s.
Culpa	1(4,2%)	2(8,3%)	0	3(12,5%)	3(12,5%)	7(29,2%)	4(16,7%)	3(12,5%)	0	1(4,2%)	n.s.
Pesimismo	3(12,5%)	0	1(4,2%)	2(8,3%)	5(20,8%)	5(20,8%)	4(16,7%)	3(12,5%)	1(4,2%)	0	n.s.
Cansancio	1(4,2%)	2(8,3%)	2(8,3%)	1(4,2%)	3(12,5%)	7(29,2%)	3(12,5%)	4(16,7%)	0	1(4,2%)	n.s.
Ansiedad	2(8,3%)	1(4,2%)	0	3(12,5%)	2(8,3%)	8(33,3%)	2(8,3%)	5(20,8%)	0	1(4,2%)	n.s.
Insomnio	3(12,5%)	0	3(12,5%)	0	3(12,5%)	7(29,2%)	5(20,8%)	2(8,3%)	0	1(4,2%)	0,04
Revivir suceso	3(12,5%)	0	2(8,3%)	1(4,2%)	6(25%)	4(16,7%)	5(20,8%)	2(8,3%)	1(4,2%)	0	n.s.
Ira/cambios de humor en trabajo	3(12,5%)	0	3(12,5%)	0	8(33,3%)	2(8,3%)	6(25%)	1(4,2%)	1(4,2%)	0	n.s.
Ira/ cambios de humor en casa	1(4,2%)	2(8,3%)	1(4,2%)	2(8,3%)	7(29,2%)	3(12,5%)	6(25%)	1(4,2%)	1(4,2%)	0	n.s.
Dudas sobre si las decisiones clínicas son correctas constantemente	2(8,3%)	1(4,2%)	1(4,2%)	2(8,3%)	4(16,7%)	6(25%)	1(4,2%)	6(25%)	0	1(4,2%)	n.s.
Perdida de reputación profesional	3(12,5%)	0	1(4,2%)	2(8,3%)	5(20,8%)	5(20,8%)	3(12,5%)	4(16,7%)	1(4,2%)	0	n.s.
Cuestionarse si continuar en la profesión	3(12,5%)	0	3(12,5%)	0	5(20,8%)	5(20,8%)	5(20,8%)	2(8,3%)	1(4,2%)	0	n.s.
Hipervigilancia	2 (8,3%)	1(4,2%)	1(4,2%)	2(8,3%)	3(12,5%)	7(29,2%)	1(4,2%)	6(25%)	1(4,2%)	0	0,32

Si observamos en el gráfico 8 los síntomas que mayores frecuencias han manifestado en nuestro estudio podemos afirmar que son la hipervigilancia, las dudas constantes sobre las decisiones clínicas tras el suceso, la ansiedad y los sentimientos de culpa por el error clínico.

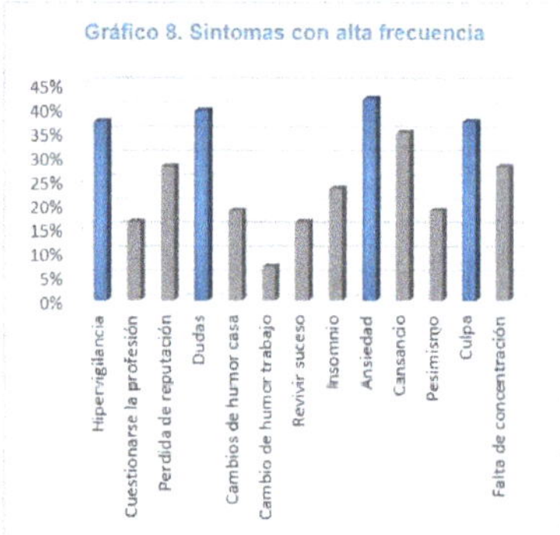

- ### 3.1.3.2. Área asistencial y posibles causas

Como se puede ver en el gráfico 9, el área de urgencias es la zona predominante donde se producen con mayor frecuencia los errores clínicos con un 20,9%. Le siguen el área quirúrgica y el área médica general con un 11,6% respectivamente. Entre las posibles causas descritas por las residentes mostradas en el gráfico 10 predomina sobre las demás la alta presión laboral. Sin embargo, debemos destacar que en un 9,3% han destacado como factor causal fallos en el trabajo en equipo.

- ### 3.1.3.3. Apoyos

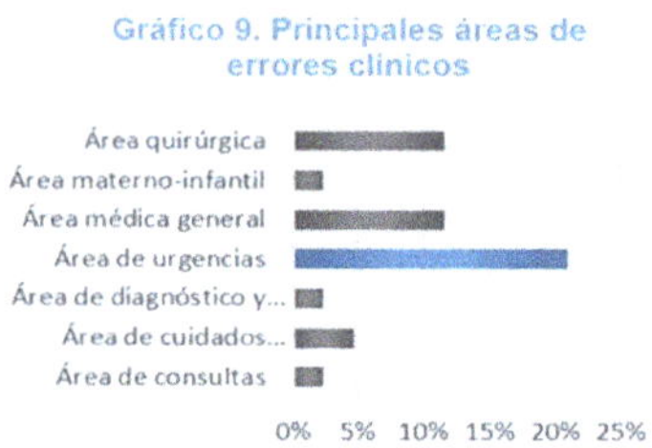

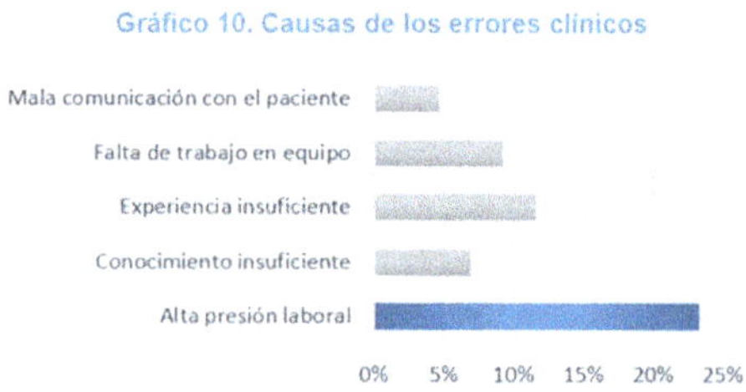

En la encuesta los residentes han contestado en un 25,6% que el apoyo lo han tenido que buscar por su cuenta y en un 20, 9% que no han tenido disponible ningún apoyo tras la consecución de un error clínico. Además, si observamos la gráfica 11 podemos ver como las dos principales vías de apoyo buscadas por los residentes son sus propios compañeros de residencia en un 20,9% y el personal de enfermería en un 11,6%.

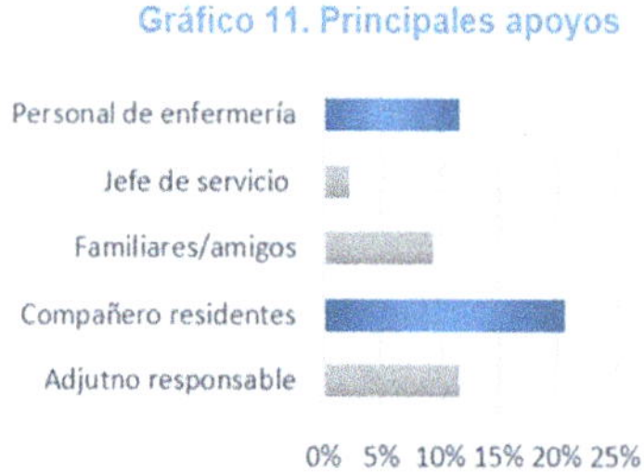

3.1.4. Variables relacionadas con la formación universitaria

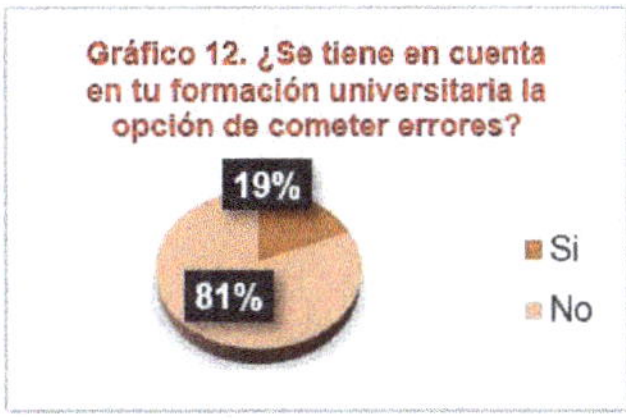

Si tenemos en cuenta la opinión de los residentes con respecto a su formación universitaria en un 65% (n: 28) de los casos piensan que si hubieran obtenido mayor formación práctica habrían podido evitar los incidentes. Además, creen en un 65% (n=28) que no se fomenta el trabajo en equipo desde sus facultades. Finalmente, debemos remarcar, como podemos ver en el **gráfico 12,** que el 81% (n= 35) piensan que la opción de cometer errores o cómo afrontarlos no se aborda durante su formación universitaria

3.1.5. Preguntas abiertas

Ante las preguntas abiertas los residentes han sido recurrentes en algunas ideas como posibles causas de sus errores como podemos ver en la **tabla 7**. Las más repetidas han sido "el poco tiempo por paciente", "la falta de supervisión por parte de adjuntos" y "las largas jornadas laborales de 24 horas ininterrumpidas". Además, como medidas de apoyo propuestas por los residentes se han propuesto "grupos de apoyo", "fomentar el trabajo en equipo" así como "sesiones periódicas de casos complejos o de posibles errores que se hayan cometido y como solventarlos en situaciones parecidas". En la descripción de los errores se ha detectado que uno de los principales problemas fue una falta de comunicación tanto con otro médico como con el personal de enfermería.

Tabla 7. Factores causales descritos por los residentes

Falta de tiempo	Supervisión	Presión asistencial	Comunicación
"El tiempo por paciente"	"Supervisión"	"La alta presión asistencial sobre el personal MIR, la extrema duración de las guardias, salientes, etc…."	"Falta de trabajo en equipo"
"los pocos minutos por paciente"	"Falta de supervisión"	"Desgaste y cansancio"	"la falta de comunicación con compañeros y enfermeras"
"Volumen de pacientes, hora a la que acuden, etc…."	"Miedo a preguntar al adjunto"	"Exceso de horas de trabajo"	"la falta de intercambio de experiencias entre

			los profesionales como aprendizaje"
"La rapidez de toma de decisiones"	"El miedo a preguntar dudas a los adjuntos, por miedo a recibir broncas o reproches"	"Mal descanso"	
"El número de pacientes vistos, el poco tiempo por paciente, las prisas y el cansancio"	"Miedo a preguntar al adjunto"	"Guardias de 24h ininterrumpidas, sin descanso. Cuando llevas muchas horas trabajadas, es cuando más errores se cometen"	
	"la poca supervisión del residente".	"La presión asistencial"	
		"El cansancio y la presión en las guardias".	

4. DISCUSIÓN

Nuestro estudio pone de manifiesto que los errores forman parte de la actividad y de las preocupaciones entre los médicos durante su formación especializada. El tercer año de residencia destaca por ser el que mayores riesgos parece conllevar para el residente.

Además, no debemos dejar de lado que a consecuencia de estos errores el 88 % de los residentes conocen a compañeros que han podido sufrir el fenómeno de segunda víctima y el 65% piensa que si hubiera tenido mayor formación práctica universitaria podría haberlos evitado. A consecuencia de estos errores, la probabilidad de recibir apoyo parece ser mayor en las especialidades médicas que en las quirúrgicas con una asociación estadísticamente significativa ($p < 0{,}05$). Finalmente, los síntomas más asociados al fenómeno en nuestro medio son la culpa, el pesimismo, la dificultad para concentrarse y la hipervigilancia.

Variables relacionadas con la experiencia profesional

Los últimos datos internacionales sobre la incidencia en eventos adversos muestran como casi el 15% de los sanitarios están involucrados en su consecución (20,31). En Europa, la frecuencia parece ser algo menor, encontrándose cifras entre un 8 y un 12%. Si tenemos en cuenta nuestro marco geográfico, España, estos datos rondan el 9,1%. (9,6). Comparándolo con los resultados obtenidos para nuestros residentes a estudio hemos observado como el 9,3% han sufrido un evento adverso. Esta cifra se asemeja a la cifra estatal de referencia, no apreciando un especial cambio con respecto a la misma.

Por otro lado, debemos destacar que, aunque algún estudio muestra una frecuencia de errores clínicos entre sus residentes del 43,53% (18), en nuestro estudio se ha obtenido una muy superior en la que el 83,7% de ellos han cometido un cuasi incidente más de una vez.

Aparentemente en nuestro estudio no hay diferencias entre las frecuencias de los errores clínicos entre residentes de las diferentes especialidades. Sin embargo, los residentes de especialidades quirúrgicas afirman con mayor proporción que en su especialidad es donde hay mayor probabilidad de eventos adversos. Si revisamos la bibliografía correspondiente parece que esta opinión entre los residentes se corresponde con la realidad, donde las especialidades relacionadas con la cirugía, la ginecología-obstetricia y las urgencias obtienen mayores cifras en eventos adversos. (32) Con respecto a esto, en nuestro estudio hemos obtenido que los residentes de especialidades quirúrgicas sienten menos probabilidades de apoyo ante errores clínicos. Por otro lado, han asociado una mayor preocupación por perder el prestigio profesional y un mayor conflicto entre profesionales. Parece ser que esto puede estar relacionado con la prevalencia de mayor burnout entre las especialidades quirúrgicas con respecto a las médicas (33). De hecho, en una encuesta nacional transversal realizada a 7409 residentes de cirugía general realizada en Estados Unidos se concluyó que el maltrato era una experiencia frecuente para los residentes de cirugía. Obteniéndose síntomas frecuentes de agotamiento y pesimismo ante la vida, en especial entre el sexo femenino. Además, debemos destacar que se observó cómo el 4,5% de ellos tuvo pensamientos suicidas durante el último año (34). Esto puede convertir a los residentes de especialidades quirúrgicas como una de las principales poblaciones a riesgo de sufrir el fenómeno de segunda víctima y no obtener apoyo ante el proceso.

Con respecto al año de residencia hemos podido encontrar como es en el tercer año donde se encuentra el mayor riesgo de consecución de errores clínicos. No se han encontrado artículos de referencia que nos permitan comparar este hallazgo. Sin embargo, se estima que entre el primer y el quinto año de ejercicio de la profesión es donde mayor riesgo de errores clínicos nos encontramos (35). Es por este motivo, que consideramos que en primeros años de residencia es donde mayores esfuerzos deben implementarse para el apoyo en el afrontamiento de errores clínicos.

Finalmente, debemos destacar en la comunicación con el médico-paciente varios elementos. En nuestro estudio el 53,5% de los pacientes acepto las disculpas. Esto es un hecho muy relevante y es que podemos encontrar gran alivio al admitir nuestro error. De hecho, los facultativos que informan a los pacientes perjudicados y les piden disculpas tiene menor probabilidad de que se plantee una demanda legal. Con lo cual, no solo el informar al paciente es un imperativo ético, sino que reduce la conflictividad entre profesional y paciente (6). Por otro lado, nuestros residentes en un 58% de los casos en los que se produjo un error clínico no tuvo ninguna consecuencia laboral. Para que esto siga sucediendo no solo es necesaria la actitud empática por parte del residente, sino que se hacen necesarias unas condiciones adecuadas. Actualmente existe un marco de protección jurídica insuficiente para los profesionales sanitarios y surge la necesidad de un mayor apoyo ante los residentes que cometen un error clínico. Para ello se debería regular la protección de los profesionales que informan mediante normas concretas, impidiendo que posteriormente pueda ser utilizada dicha información para una demanda (26). Para ello el Comité de Bioética de España concluye que es necesario un sistema de notificación y registro de incidentes y eventos adversos, de carácter no punitivo. Recomendando para ello métodos adecuados de solución de conflictos (MASC) en los que se pueda pedir disculpas, ofreciendo una alternativa al reclamante para evitar judicialización del conflicto (36).

Variables relacionadas con las segundas víctimas

En cuanto a las variables relacionadas con la sintomatología del fenómeno de segundas victimas debemos destacar varios elementos observados en nuestro estudio. En primer lugar, se ha encontrado asociación entre las especialidades quirúrgicas y el síntoma de pesimismo ante la vida. Esto concuerda con otros estudios en los que el pesimismo y el agotamiento son dos de los síntomas más frecuentes entre estos residentes (34). Por otro lado, las especialidades médicas se han asociado a mayores sentimientos de culpa ante sus errores clínicos. Este dato difiere con las publicaciones actuales en las que el sentimiento de culpa entre los residentes de especialidades quirúrgicas es igualmente muy elevado, incluso llegando a ser el síntoma más frecuente (37). El hecho de que este síntoma se asocie a unas especialidades o a otras no es especialmente relevante. Sin embargo, sí que nos debe servir de alarma la alta frecuencia de este entre nuestros residentes. Un enfoque inadecuado del sentimiento de culpabilidad puede llegar a desarrollar graves problemas en el futuro profesional y personal de nuestros médicos en formación. Los sentimientos de inutilidad o culpabilidad excesiva o inapropiada casi todos los días son unos de los principales criterios utilizados para el diagnóstico de depresión según el DSM-5 (38). Esta puede llegar a afectar notablemente la capacidad para el funcionamiento laboral y la interacción social conllevando un riesgo de suicidio significativo. Como describe Lipkin, los médicos, en general, se suicidan casi el doble de veces que la población general. Sin embargo, la valoración del riesgo suicida no está analizada entre los residentes (39). Este autor, estima que es inferior (39) y otros como Lozano-Mundo, sin embargo, hablan de una alta prevalencia de ideación autolítica (40). Lo que sí parece destacable es que la presencia de una alta presión laboral, ansiedad e insomnio entre los residentes aumentan más del 90% la probabilidad de ideas de muerte (40).

Otra idea que surge del estudio de segundas víctimas es la de si debe tener en cuenta la perspectiva de género. Algunos autores afirman que la prevalencia de segundas víctimas es mayor entre mujeres (41). Y otros autores afirman que se debe tener en cuenta de forma urgente de debido a una distribución diferencial en salud mental de determinadas patologías asociadas al fenómeno de segundas víctimas. Entre ellas algunos trastornos afectivos que llevan a la depresión (27, 42) En nuestro estudio en muchas variables no hemos encontrado ningún tipo de diferencia entre hombres y mujeres. De hecho, el fenómeno de segundas víctimas se ha manifestado en una frecuencia similar entre ambas categorías. Sin embargo, sí que debemos destacar que es entre las mujeres donde predominan síntomas relacionados con la ansiedad, la dificultad en la concentración y dudas en las decisiones clínicas tras la consecución de un error clínico. Esto se corresponde con otros estudios en los que la ansiedad, la dudas persistentes y cansancio eran los síntomas más intensos en el sexo femenino (44). Por otro lado, es en los hombres donde se ha manifestado con mayor frecuencia el insomnio. Esta falta de sueño puede llegar a suponer, según destacaba Lozano-Mundo, un incremento cinco veces mayor en las ideas suicidas entre los residentes (40).

Tabla 8. Frecuencia y síntomas asociados al fenómeno de segundas víctimas

Estudio	Población de estudio (n)	Frecuencia relativa de segundas víctimas	Principales síntomas
Nuestro estudio	43	55,8% (24)	Hipervigilancia, Dudas constantes sobre las decisiones clínicas, ansiedad y sentimientos de culpa.
Magaldi et al. (2021). Estudio descriptivo transversal en residentes (37)	320	78,4% (250)	Culpabilidad, inseguridad en el trabajo e ira.
Busch IM et al (2020). Revisión sistemática en profesionales sanitarios (43).	11649	No se nombra la frecuencia relativa en el estudio	Recuerdos perturbadores, ansiedad, ira hacia ellos mismos.
Rinaldi C et al (2022). Estudio descriptivo transversal en residentes (18)	387	43,53% (168)	Hipervigilancia, dudas constantes en el trabajo.
Mira JJ et al (2015). Estudio descriptivo transversal en trabajadores de la salud (44)	1087	66,8% (727)	Culpa, ansiedad, revivir el suceso, cansancio e insomnio.
Florez F et al (2022). Estudio trasnversal analítico (45)	419	44% (184)	Dudas constantes sobre sus decisiones clínicas, culpa, cansancio y ansiedad

Si observamos la prevalencia del fenómeno de segundas víctimas en distintos estudios (**tabla 8**) podemos observar que varía entre el 43,53% y el 78,4%. En cuanto a los síntomas predominantes varían entre los estudios consultados. Sin embargo, en los estudios que incluyen a residentes como fenómeno de segunda víctima parece que los síntomas más recurrentes son la hipervigilancia, las dudas constantes de su quehacer diario y la culpabilidad.

Al analizar la variable relacionada con el área en el que se produjeron los principales errores clínicos la zona de urgencias predomina sobre el resto. Si analizamos en profundidad al área de urgencias podremos observar cómo enfrenta casos complejos a diarios bajo condiciones laborales muy difíciles. El hecho de enfrentarse continuamente a una actividad asistencial imprevisible hace que los profesionales deban adaptarse continuamente, convirtiendo a estas en uno de los engranajes en los que los residentes parecen más vulnerables. Por otro lado, interrupciones continuas y errores de comunicación entre profesionales hacen de las mismas un campo de cultivo para brotar múltiples incidentes o eventos adversos. Por este motivo, diversos autores coinciden en que los servicios de urgencias tienen un alto riesgo potencial para se desarrollen errores clínicos. Parece que algunos de los errores principales están relacionados con la medicación y el proceso diagnóstico, influyendo en un 19% de los casos una falta de comunicación entre profesionales (6). De hecho, en nuestro estudio los residentes afirman que la falta de trabajo en equipo supuso un 9,3% de sus errores. Si nos centramos en etapas tempranas de formación pregrado de nuestros médicos, estos consideran que durante su formación universitaria en más del 65% de los casos no tuvieron sensación de que se fomentara el trabajo en equipo. Este ambiente laboral complejo de base es susceptible de empeoramiento en determinadas circunstancias, convirtiendo las urgencias en uno de los pilares fundamentales de trabajo en seguridad para el paciente y residente de medicina.

En nuestro estudio, los residentes comentaron que una de las principales causas de sus errores clínicos fue la alta presión laboral. Nuestros médicos en formación continuamente son sometidos a largas jornadas de trabajo sin descanso comúnmente denominadas turnos "guardia", en algunos casos prolongándose más allá de las 24 horas ininterrumpidas. Se ha visto que en este tipo de jornadas el impacto sobre los residentes en comparación con turnos de menos horas es enorme. Influyendo en el empeoramiento en las faltas de atención, el rendimiento y traduciéndose en un incremento gradual en los errores graves médicos y por ello se promueven jornadas máximas de 16 horas (46).

Variables relacionadas con la formación universitaria y sistemas de apoyo

Formación universitaria

Si nos centramos en las variables relacionadas con la formación universitaria podemos observar cómo un 65% de los residentes encuestados piensa que si hubieran obtenidos mejores habilidades prácticas durante su formación durante el grado podrían haber evitado sus errores. Destaca el 81% de ellos que piensa que la opción de cometer errores o cómo afrontarlos no se valoró en su formación universitaria. Esto es un problema. Existe un imperativo entre la perfección de los profesionales de la salud y la falibilidad humana, y esto no se encuentra incluido en los programas de formación médica. Al no considerarse la posibilidad de que durante su formación médica se equivoquen, la preparación para afrontar consecuencias ante errores no sea considerada.

Esto se debe a que a pesar de la recurrencia de la idea de que los médicos como el resto de los profesionales sanitarios somos humanos y existe la posibilidad de error, lo cierto es que no parece haber lugar para la equivocación en la medicina moderna (47). Ya en sus inicios en la definición de segunda víctima Albert Wu observó como la aparente precisión en nuevas tecnologías relacionadas con la medicina, unida a la personalidad perfeccionista propia del gremio, convertían a la figura del médico cada vez más en un elemento infalible negando la existencia del error. Por ello los hospitales reaccionan ante el error como una anomalía y con actitud punitiva en vez de afrontar un enfoque que pueda producir mejoras sistemáticas en la reducción de los errores (15). De hecho, el 95% de los médicos que han sufrido un fenómeno de segundas víctimas afirma que le gustaría haber recibido capacitación sobre cómo afrontar las consecuencias de los eventos adversos e informar al paciente (45). Existen actualmente algunos ejemplos de proyectos de docencia universitarios que promueven una fuerte identidad médica centrada en el paciente durante las rotaciones prácticas de los alumnos de medicina. No se realizan reflexiones escritas sin ningún tipo retroalimentación, sino que se desarrollan talleres previos a las rotaciones sobre comunicación, trabajo en equipo y compromiso con el paciente entre otros. Estos talleres van acompañados de feedbacks personalizados junto a una reflexión guiada de los alumnos sobre determinados aspectos en su rotación (48). Además, algunos autores aconsejan que durante las rotaciones de prácticas en la formación de los estudiantes estos tengan un espacio para que entre ellos puedan reunirse y compartir información de lo aprendido. Una de las herramientas propuesta es experimentar en habilidades practicas por pares tanto en exploración física y proceso diagnósticos como en herramientas comunicativas (49).

Apoyos

Finalmente, si nos centramos en los apoyos a las segundas víctimas, nuestros residentes destacaron que tras sus errores clínicos sus principales ayudas las encontraron entre sus compañeros de la residencia y el personal de enfermería. Esto concuerda con los estudios publicados en los que los compañeros de trabajo se convierten sus principales pilares de apoyo (18,37,34). Es por este motivo que se deben fomentar entornos laborales saludables. Debemos destacar por otro lado que el 20,9% de nuestros encuestados no obtuvo ningún apoyo. Este dato sin duda alguna nos expone una necesidad de implementación de estrategias de apoyo a los residentes ante errores clínicos. Los propios residentes en la encuesta nos proponen algunas alternativas como la creación de grupos o sesiones de apoyo a la toma de decisiones médicas ante casos complejos o ante errores clínicos cometidos. No debemos olvidar que las personas que desempeñan su profesión en los servicios sanitarios son, probablemente, el recurso de mayor valor del que se dispone. Por ello, la priorización de su bienestar emocional a través de intervenciones tanto individuales como grupales implica directamente resultados en la mejora de la calidad de la asistencia sanitaria. Algunos ejemplos de implementación de estrategias de apoyo en España lo tenemos en el Hospital Universitario Clínico San Cecilio en Granada. Este incluyó un procedimiento operativo de eventos adversos graves (PSAE) basado en un apoyo a las segundas víctimas a través de la estrategia diseñada por el programa" forYOU". Este proyecto, además del beneficio evidente directo sobre el profesional sanitario, indirecta aumentó en un 31% el número de notificaciones de eventos adversos en el centro (9). La estrategia "forYOU" es una de las más utilizadas para el apoyo a segundas víctimas (30, 49) y consiste en tres niveles:

1. Apoyo local por compañeros del servicio entrenados en el fenómeno de segunda y en las intervenciones inmediatas a considerar a modo de "primeros auxilios emocionales".
2. Apoyo por profesionales del propio centro con entrenamiento en seguridad del paciente y en herramientas de análisis de eventos adversos
3. Apoyo a través de la derivación a psicólogos clínicos u otros profesionales si la afectación persiste o incrementa su intensidad (6).

Fortalezas

Este es el primer estudio realizado íntegramente sobre sobre el fenómeno de segundas víctimas en relación a los médicos en formación en nuestro país. A pesar de que se comenzó a describir en residentes, posteriormente no se ha desarrollado ningún estudio sobre ellos en nuestro territorio, y apenas unos pocos fuera de él. En este estudio se ha podido observar que, a pesar de que es incómodo hablar de ello, los errores forman parte de la actividad médica diaria. Sin embargo, la actitud punitiva y culpabilizadora actual puede tener un impacto negativo en la formación y desarrollo de nuestros residentes, convirtiendo la medicina en una práctica defensiva y alejada de nuestros valores humanistas. Este estudio destaca la importancia de abordar la afección que sufren nuestros residentes como segundas víctimas, ya que esto puede tener repercusiones a largo plazo en su desarrollo profesional y personal, las cuales podrían ser evitables. Es fundamental promover una cultura de seguridad y apoyo en el entorno médico, que permita a nuestros médicos en formación aprender de los errores, mejorar la práctica clínica y brindar una atención de calidad a nuestros pacientes.

Por otro lado, el fenómeno de segundas víctimas desde el año 2000 ha ido mostrando un gran incremento en el volumen de publicaciones registradas en Pubmed **(Gráfico 13)**. Esto sugiere un mayor interés en el tema y una mayor conciencia sobre los efectos emocionales que los errores médicos pueden tener no solo para el bienestar de los profesionales de la salud, sino también para mejorar la seguridad del paciente y la calidad de la atención médica general.

Gráfico 13. Publicaciones anuales en Pubmed en relación con las segundas víctimas.

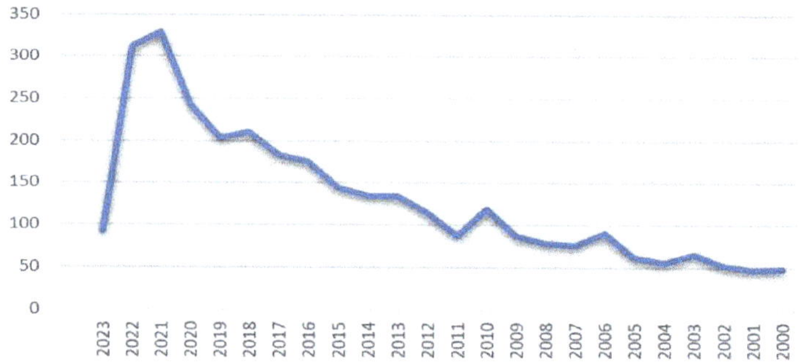

Fuente: Pubmed.

Sesgos y limitaciones

Este estudio adolece de algunas limitaciones. En primer lugar, y la más importante de todas, es la baja participación por parte de los residentes. Para incrementar las respuestas se hicieron dos llamadas a la participación en ambos hospitales aumentando la muestra de 29 participantes a 43 tras el segundo llamamiento. Nuestra tasa de respuestas es de alrededor del 11%. Esta insuficiencia de respuestas debería ser analizada para saber si los participantes que no contestaron difieren en algo de los que sí lo hicieron. Una de las posibles causas de la baja participación puede deberse al hecho de que, al ser una población muy accesible, los residentes estén saturados de recibir encuestas y propuestas de participación a estudios vía telemática a través de la comisión de docencia del hospital.

Por otro lado, en pleno desarrollo del estudio tuvimos conocimiento de que se estaba desarrollando en paralelo a nivel estatal otro estudio de objetivos próximos al nuestro. La recepción por parte de los residentes de encuestas similares, sumado al hecho de las solicitudes recurrentes de participación en otras, puede haber hecho que su tasa de respuestas sea menor. Por otro lado, cabe la posibilidad de que los sujetos que hayan sido expuestos a este fenómeno de segundas víctimas o lo hayan presenciado en otros compañeros residentes hayan podido estar más motivados para contestar, incurriendo en una participación diferencial. Esta participación diferencial nos podría condicionar una sobrestimación de la diferencial real incurriendo en un sesgo de selección.

Otra limitación es que debido a la anonimización que se ha llevado a cabo en el estudio el análisis de datos sólo se ha realizado en tres subgrupos de especialidades: médicas, médico-quirúrgicas y quirúrgicas. Esta diferenciación virtual entre especialidades ha hecho que no podamos obtener unos resultados claros sobre la importancia de este fenómeno en dependencia de las especialidades. Este tratamiento de datos se hizo necesario debido a que la representatividad de algunas especialidades era de un residente en cada año y esto rompía con el criterio de anonimización en el que se debe evitar asociar o identificar a ninguna persona a través de los datos expuestos en el estudio. De igual manera la anonimización obligada por el Comité de Ética de la Investigación impidió el análisis de resultados por centros

Finalmente, se debe destacar que a pesar de haber sido desarrollado el estudio en un ámbito geográfico concreto no se puede garantizar su validez externa en otras poblaciones debido al tamaño muestral obtenido. Para poder ser representativo se debería implementar un estudio de mayores dimensiones de toda la comunidad autónoma con una participación mayor. Este estudio únicamente pretende mostrar la presencia de una realidad que requiere ser estudiada como es el "fenómeno de segundas víctimas" y una necesidad de estrategias de apoyo a los residentes que incurren a errores clínicos. El hecho de que sean sólo 2 hospitales y de una misma ciudad puede suponer una amenaza de validez externa. Sin embargo, consideramos que son representativos de los hospitales docentes.

Futuras líneas de investigación

El hecho existe, ocupa y preocupa. Quizá, por las características del problema, merezca la pena proponer la realización de estudios cualitativos que analicen actitudes, factores contribuyentes y propuestas de actuación concretas.

Es importante recalcar la importancia de interiorizar la posibilidad de error y la necesidad de afrontarlo desde la formación universitaria hasta la práctica clínica diaria. Es desafortunado que se desarrollen estas situaciones, pero por un imperativo ético y de buena práctica debemos de afrontarlos de forma proactiva. Que se produzcan incidentes, cuasi incidentes y eventos adversos es algo unido a la medicina de lo que no nos gusta hablar, pero inherente al ser humano.

Este estudio describe este fenómeno en algunos de los residentes de nuestros hospitales zaragozanos. Sin embargo, el impacto real que llega a alcanzar no lo podemos saber. Este fenómeno debería ser estudiado en proyectos con una muestra mayor para buscar una gran representatividad de la población de residentes. Por otro lado, se debería orientar el sistema sanitario hacia un cambio de la cultura profesional del error. En nuestro país existe una gran carencia de desarrollo de procedimientos extrajudiciales de resolución de conflictos derivados de eventos adversos (procedimientos de arbitraje y mediación, compensación del daño evitable…). Así como prácticamente ningún sistema de apoyo ante la consecución de errores clínicos. La creación de sistemas de apoyo institucional coordinados y multifacéticos es de vital importancia. De hecho, la Organización Médica Colegial (50) en una de sus últimas publicaciones "Enfermar es humano: cuando el paciente es el médico" destaca la necesidad de la creación y despliegue de grupos de apoyo para profesionales en formación que sean parte de equipos que han vivido un evento adverso grave y se encuentren afectados como segundas víctimas.

5. CONCLUSIONES

0. La formación recibida durante el grado sobre el modo de afrontar errores clínicos es mejorable, y el 81% de los encuestados respalda esta afirmación. Además, es preocupante que un 65% de los residentes afirme que una mayor formación práctica durante su etapa universitaria podría haberlos evitado. Para abordar esta situación se hace necesario implementar nuevas iniciativas de docencia en errores que preparen a los estudiantes del grado a través de un aprendizaje más experimental. Por otro lado, promover métodos de solución de conflictos hospitalarios que puedan ofrecer una alternativa a la judicialización de éstos puede favorecer una cultura de aprendizaje y mejora continua.

1. Los errores clínicos forman parte de las preocupaciones diarias entre los médicos en formación. El 88% de los residentes considera que puede tener repercusiones tanto en su futuro profesional como en un detrimento en la calidad asistencial.

2. La prevalencia estimada de segundas víctimas presenta una importante variabilidad entre los diferentes estudios, probablemente relacionada con los criterios de evaluación, población y metodología del estudio. En nuestro estudio el 55,8% de los encuestados afirma haber sufrido alguno de los síntomas característicos tales como hipervigilancia, ansiedad, culpa y dudas constantes sobre decisiones clínicas.
   Las principales fuentes de soporte parece que se concentran en el entorno laboral cercano del residente, especialmente entre sus compañeros de residencia. Y así lo manifiestan el 20,9% de nuestros encuestados.

4. No hay un único perfil epidemiológico para describir un profesional como segunda víctima.
   Existe variabilidad en función de sexo, la especialidad médica y año de residencia. Por un lado, las mujeres asocian mayores dificultades en concentración y los hombres insomnio. Por otro, las especialidades quirúrgicas asocian mayor pesimismo vital y menor sentimiento de apoyo, frente a las médicas que expresan mayores sentimientos de culpa. Finalmente, es en el tercer año de residencia cuando parece existir mayor riesgo de sufrir este problema.

5. **Las principales propuestas para reducir el impacto emocional han sido el fomento de grupos de apoyo, grupos de trabajo ante casos complejos y sesiones periódicas sobre errores clínicos enfocadas desde una perspectiva de aprendizaje y no punitiva. Adicionalmente, la mejora en la comunicación, el trabajo en equipo, el tiempo por paciente y la adecuación del tiempo de trabajo, se han reiterado como elementos clave de mejora para reducir los errores clínicos y su impacto.**

6. BIBLIOGRAFÍA

1. Lar LM, Peña MDA, Borges L. Aspectos éticos para tener en cuenta para la garantía de la seguridad del paciente con afecciones neurológicas crónicas. Rev Chil Seg Pac [Internet]. 2022 [Citado 21 noviembre 2022]; 5(1): 19-33. Disponible en: https://www.fspchile.cl/index.php/revista/issue/download/17/167
2. Trujillo VML. Historia de la medicina en la Antigüedad. Myrtia [Internet]. 2022 [citado 26 noviembre 2022]; 37: 241-243. Disponible en: https://revistas.um.es/myrtia/article/view/549201
3. Spinelli H. Abraham Flexner: trayectoria de vida de un educador. Salud colect [Internet]. 2022 [citado 5 diciembre 2022]; 18: 40-53. Disponible en: http://www.scielo.org.ar/scielo.php?script=sci_arttext&pid=S185182652022000104053
4. Leape LL. Enforcing Standards: The Joint Commission. Making Healthcare Safe [Internet]. Springer. 2021 [citado 6 diciembre 2022]; 1: 185-202. Disponible en: https://link.springer.com/chapter/10.1007/978-3-030-71123-8_12
5. Organización Mundial de la Salud. Más que palabras. Marco Conceptual de la Clasificación Internacional para la Seguridad del Paciente Informe Técnico Definitivo enero de 2009 [Internet]. Oms. 2009 [citado 30 diciembre 2022]. p. 1-160. Disponible en: https://apps.who.int/gb/archive/pdf_files/EB109/seb1099.pdf
6. Aranz JM. La gestión sanitaria orientada hacia la calidad y seguridad de los pacientes [Internet]. Madrid; 2017. [citado el 30 de diciembre de 2022]. Disponible en: https://documentacion.fundacionmapfre.org/documentacion/publico/i18n/media/group/1101694.do
7. Bates DW, Hardeep S. Two decades since to err is human: an assessment of progress and emerging priorities in patient safety. Health Affairs [Internet]. 2018 [citado 10 diciembre 2022]; 37(11):1736-1743. Disponible en: https://pubmed.ncbi.nlm.nih.gov/30395508/
8. Vincent C, Amalberti R. Seguridad del Paciente: Estrategias para una asistencia sanitaria más segura. Madrid: Modus Laborandi [Internet], 2016 [citado 15 diciembre 2022]. Disponible en:

https://www.seguridaddelpaciente.es/resources/documentos/2016/presentacion-libro-15/diciembre/Seguridad_del_paciente.pdf.
9. Ministerio de Sanidad: Servicios Sociales e Igualdad. Estrategia de Seguridad del Paciente del Sistema Nacional de Salud. Madrid: Ministerio de sanidad, servicios sociales e igualdad centro de publicaciones [Internet]. Vol. 131, Medicina Clinica. 2016 [citado 2 enero 2023]. p. 20-2, 99-102. Disponible en: https://www.sefac.org/sites/default/files/sefac2010/private/documentos_sefac/documentos/Estrategia%20Seguridad%20del%20Paciente%202015-2020.pdf
10. Estudio nacional sobre los efectos adversos ligados a la hospitalización: ENEAS 2005. [Internet] Madrid: 2006. Ministerio de Sanidad y Consumo. [citado 13 enero 2023] Disponible en: http://www.seguridaddelpaciente.es/resources/contenidos/castellano/2006/ENEAS.pdf
11. Estudio -APEAS. Estudio sobre la seguridad de los pacientes en atención primaria de salud. [Internet]. Madrid: Agencia de Calidad del Sistema Nacional de Salud; Informes, Estudios e Investigación 2008. [citado 2 enero 2023] Disponible en: http://www.seguridaddelpaciente.es/resources/contenidos/castellano/2008/APEAS.pdf
12. Eventos adversos en residencias y centros asistenciales sociosanitarios. [Internet]. Madrid: Agencia de Calidad del Sistema Nacional de Salud; Informes, Estudios e Investigación 2011. [citado 13 enero 2023] Disponible en: http://www.seguridaddelpaciente.es/resources/documentos/earcas.pdf
13. Special Eurobarometer 411. Patient Safety and Quality of Care. [Internet]. Brussels: Directorate-General for Health and Consumers. European Commission; 2014. [citado 2 enero 2023]. Disponible en: http://ec.europa.eu/public_opinion/archives/ebs/ebs_411_en.pdf
14. Denham CR. TRUST: The 5 rights of the second victim. J Patient Saf [Internet]. 2007 [citado 20 diciembre 2022];3(2):107-19. Disponible en: https://journals.lww.com/journalpatientsafety/fulltext/2007/06000/trust__the_5_rights_of_the_second_victim.10.aspx
15. Wu AW. Medical error: the second victim. BMJ [Internet]. 2000 [citado 22 diciembre 2022]; 320:726-7. Disponible en: https://www.bmj.com/content/320/7237/726
16. Stehman CR, Testo Z, Gershaw RS, Kellogg AR. Burnout, Drop Out, Suicide: Physician Loss in Emergency Medicine, Part I. West J Emerg Med [Internet]. 2019 [citado 24 diciembre 2022];20(3):485- 494.Disponible en: https://pubmed.ncbi.nlm.nih.gov/31123550/

17. Martens J, Van Geven E, Lannoy K, Panella M, Euwema M, Sermeus W, et al.Serious reportable evento within the inpatient mental health care: Impacto n phsyicians an nurses. Rev Calid Asist [Internet]. 2016 [citado 3 enero 2023]; 31:25-27. Disponible en: https://www.elsevier.es/es-revista-revista-calidad-asistencial256articuloseriousreportableeventswithininpatientS1134282X16300422
18. Rinaldi C, Ratti M, Russotto S, Seys D, Vanhaecht K, Panella M. Healthcare Students and Medical Residents as Second Victims: A Cross-Sectional Study. Int J Environ Res Public Health [Internet]. 2022 [citado 5 diciembre 2023];19(19):122-218.Disponible en: https://pubmed.ncbi.nlm.nih.gov/36231520/
19. Seys D, Wu AW, Vang Gerven E, Vleugels A, Euwema M, Panella M, et al. Health Care Pofessionals as Second Victims after adverse events: a systematic review. Eval Health Prof [Internet]. 2012 [citado 15 diciembre 2022]; 36:2, 135-162. Disponible en: https://journals.sagepub.com/doi/abs/10.1177/0163278712458918?journalCode=ehpa
20. Stametz R, Koch P, Volgelgesang A, Bushuven S, Raspe M, Roesner H, Zilezinski M, et al. Prevalence of second victims, risk factors and support strategies among young German physicians in internal medicine (SeViD-I survey). J Occup Med Toxicol [Internet]. 2021 [citado 20 diciembre 2022]; 16(11) :(2021):22-30. Disponible en: https://www.ncbi.nlm.nih.gov/pmc/articles/PMC8535996/
21. Schiess C, Schwappach D, Schwendimann R, Vanhaecht K, Burgstaller M, Senn B. A transactional second victim model –Experiences of affected healthcare professionals in acute-somatic inpatient settings: A qualitative metasynthesis. Journal of Patient Safety [Internet]. 2018 [citado 20 diciembre 2022]; 10: 1–18. Disponible en: https://pubmed.ncbi.nlm.nih.gov/29384831/
22. Quillivan RR, Burlison JD, Browne EK, Scott SD, Hoffman JM. Patient safety culture and the second victim phenomenon: Connecting culture to staff distress in nurses. Jt. Comm. J. Qual. Patient Saf [Internet]. 2016 [citado 23 diciembre 2022]; 42(8): 372–377. Disponible en: https://pubmed.ncbi.nlm.nih.gov/27456420/
23. Paparella S. Caring for the caregiver: Moving beyond the finger pointing after an adverse event. J. Emerg. Nurs [Internet]. 2011 [citado 5 enero 2023]; 37(3): 263–265. Disponible en: https://pubmed.ncbi.nlm.nih.gov/21458853/

24. Pratt S, Jachna BR. Care of the clinician after an adverse event. Int. J. Obstet. Anesth [Internet]. 2015 [citado 7 enero 2023]; 24(1):54–63. Disponible en: https://pubmed.ncbi.nlm.nih.gov/25499810/
25. Cabilan CJ, Kynoch K. Experiences of and support for nurses as second victims of adverse nursing errors: A qualitative systematic review. JBI Database Syst. Rev. Implement. Rep. [Internet]. 2017[citado 8 enero 2023]; 15(9): 2333–2364. Disponible en: https://pubmed.ncbi.nlm.nih.gov/28902699/
26. Mira JJ, Lorenzo S. Algo no estamos haciendo bien cuando informamos a los/las pacientes tras un evento adverso. Gac Sanit [Internet]. 2015 [citado 10 enero 2023]; 29:370-4. Disponible en: http://scielo.isciii.es/scielo.php?script=sci_arttext&pid=S021391112015000500010
27. Gómez-Durán EL, Arimany-Manso J. Perspectiva de género en el fenómeno de segunda víctima. Rev Med Clin [Internet] .2021 [citado 20 enero 2023]; 156(12): 636-NA. Disponible en: https://www.elsevier.es/es-revista-medicina-clinica-2-articulo-perspectiva-genero-el-fenomeno-segunda-S0025775320307363
28. Consejo General de Colegios Oficiales de Médicos [Internet]. Madrid; 2011 [citado 15 enero 2023]. Código de Deontología Médica. Guía de Ética Médica. Disponible en: http://www.cgcom.es/sites/default/files/codigo_deontologia_medica_0.pdf.
29. Lee S. Implementation of a second victim program: HOPE team. NURSING THESES AND CAPSTONE PROJECTS [INTERNET]. 2014 [CITADO 25 ENERO 2023]; 26. DISPONIBLE EN: https://digitalcommons.gardnerwebb.edu/nursing_etd/26/
30. Cobos A, Pérez P, Núñez M, Casado E, Bueno-Cavanillas A. Second Victim Support at the Core of Severe Adverse Event Investigation. Int J Environ Res Public Health [Internet]. 2022 [citado 15 febrero 2023]; 19(24): 168-250. Disponible en: https://pubmed.ncbi.nlm.nih.gov/36554728/
31. Yan L, Tan J, Chen H, Yao L, Li Y, Zhao Q, Xiao M. Experience and support of Chinese healthcare professionals as second victims of patient safety incidents: A crosssectional study. Perspect Psychiatr Care [Internet]. 2022 [citado 18 febrero 2023]; 58(2):733-743. Disponible en: https://pubmed.ncbi.nlm.nih.gov/33993485/
32. Gupta K, Lisker S, Rivadeneira NA, Mangurian C, Linos E, Sarkar U. Decisions and repercussions of second victim experiences for mothers in medicine (SAVE DR MoM). BMJ Qual Saf [Internet]. 2019 [citado 20 febrero 2023];28(7):564-573. Disponible en:

https://pubmed.ncbi.nlm.nih.gov/30718333/
33. Navinés R, Olivé V, Fonseca F, Martín-Santos R. Work stress and resident burnout, before and during the COVID-19 pandemia: An up-date. Estrés laboral y burnout en los médicos residentes, antes y durante la pandemia por COVID-19: una puesta al día. Med Clin (Barc) [Internet] [citado 25 febrero 2023]. 2021;157(3):130-140. Disponible en: https://pubmed.ncbi.nlm.nih.gov/35005240/
34. Hu YY, Ellis RJ, Hewitt DB, Yang AD, Cheung EO, Moskowitz JT, Potts JR 3rd, Buyske J, Hoyt DB, Nasca TJ, Bilimoria KY. Discrimination, Abuse, Harassment, and Burnout in Surgical Residency Training. N Engl J Med [Internet]. 2019 [citado 28 febrero 2023];381(18):1741-1752. Disponible en: https://pubmed.ncbi.nlm.nih.gov/31657887/
35. Burlison JD, Scott SD, Browne EK, Thompson SG, Hoffman JM. The Second Victim Experience and Support Tool: Validation of an Organizational Resource for Assessing Second Victim Effects and the Quality of Support Resources. J Patient Saf [Internet]. 2017 [citado 3 marzo 2023];13(2):93-102. Disponible en: https://pubmed.ncbi.nlm.nih.gov/25162208/
36. Lorenzo O. Seguridad del paciente y métodos adecuados de solución de conflictos (MASC) en responsabilidad profesional sanitaria. DS [Internet]. 2021 [citado 5 marzo 2023]; 31(1), 131-139.Disponible en: https://dialnet.unirioja.es/descarga/articulo/8376378.pdf
37. Magaldi M, Perdomo JM, López-Baamonde M, Chanzá M, Sanchez D, Gomar C. Second victim phenomenon in a surgical area: online survey. Rev Esp Anestesiol Reanim (Engl Ed) [Internet]. 2021 [citado 6 marzo 2023]; 68(9), 504-512. Disponible en: https://pubmed.ncbi.nlm.nih.gov/34006368/
38. American Psychiatric Association. Diagnostic and Statistical Manual of Mental Disorders, Fifth Edition. Washington, DC: American Psychiatric Association; 2013.
39. Lipkin M. When Suicide Happens in the Medical Community. J Gen Intern Med [Internet]. 2019 [citado 7 marzo 2023] ;34(2):317-319. Disponible en: https://pubmed.ncbi.nlm.nih.gov/30426344/
40. Lozano-Mundo M, Patiño-Trejo J, Ramírez-Palomino JA., Aldana-López JA, Carmona-Huerta J. Ideación suicida y su relación con síntomas depresivos, desgaste laboral y consumo de sustancias en residentes médicos. Rev Sal Jal [Internet]. 2022 [citado 8 marzo 2023]; 9(1), 28-34. Disponible en: https://www.medigraphic.com/pdfs/saljalisco/sj-2022/sj221e.pdf
41. Choi EY, Pyo J, Lee W, Jang SG, Park YK, Ock M, Lee SI. Nurses' experiences of patient safety incidents in Korea: a cross-sectional study. BMJ Open

[Internet]. 2020 [citado 10 marzo 2023];10(10): 37-41. Disponible en: https://pubmed.ncbi.nlm.nih.gov/33130562/
42. Kuehner C. Why is depression more common among women than among men? Lancet Psychiatry [Internet]. 2017 [citado 13 marzo 2023];4(2):146-158. Disponible en: https://pubmed.ncbi.nlm.nih.gov/27856392/
43. Busch IM, Moretti F, Purgato M, Barbui C, Wu AW, Rimondini M. Psychological and Psychosomatic Symptoms of Second Victims of Adverse Events: a Systematic Review and Meta-Analysis. J Patient Saf [Internet]. 2020 [citado 13 marzo 2023];16(2):61-74. Disponible en: https://pubmed.ncbi.nlm.nih.gov/30921046/
44. Mira JJ, Carrillo I, Lorenzo S, Ferrús L, Silvestre C, Pérez-Pérez P, Olivera G, Iglesias F, Zavala E, Maderuelo-Fernández JÁ, Vitaller J, Nuño-Solinís R, Astier P; Research Group on Second and Third Victims. The aftermath of adverse events in Spanish primary care and hospital health professionals. BMC Health Serv Res [Internet]. 2015 [citado14 marzo 2023];15(1): 1-9. Disponible en: https://pubmed.ncbi.nlm.nih.gov/25886369/
45. Flórez F, López L, Bernal C. Prevalencia de eventos adversos y sus manifestaciones en profesionales de la salud como segundas víctimas. Biomed. [Internet]. 2022 [citado 15 marzo 2023]; 42 (1): 184-195. Disponible en: http://www.scielo.org.co/scielo.php?script=sci_arttext&pid=S0120-41572022000100184
46. Rahman SA, Sullivan JP, Barger LK, St Hilaire MA, O'Brien CS, Stone KL, et al. Extended Work Shifts and Neurobehavioral Performance in Resident-Physicians. Pediatrics [Internet]. 2021 [citado 16 marzo 2023];147(3). Disponible en: https://pubmed.ncbi.nlm.nih.gov/33619044/
47. Vítolo F. La segunda víctima. Biblioteca virtual NOBLE [Internet]. 2021[citado 20 marzo 2023]. Disponible en: http://clinicaelcastano.com.ar/images/cursovirtual/modulo2/Segundas_Vctimas.pdf
48. Arbea L, Díaz-González JA., Centeno C, del Pozo JL, Martínez M, Salvador J, et al. Diseño e implantación de un proyecto docente para la formación de la identidad médica en estudiantes de Medicina. F#EM [Internet]. 2020 [citado 17 marzo 2023]; 21(3), 207-211. Disponible en: https://www.elsevier.es/es-revista-educacion-medica-71-avance-resumen-diseno-e-implantacion-un-proyecto-S1575181319301251
49. Prashar J, Ranasinghe C, Rao CB. Twelve tips for medical students to enhance clinical skills learning during disrupted placements. Med Teach [Internet].

2022 [citado 20 marzo 2023];44(6):596-600. Disponible en: https://pubmed.ncbi.nlm.nih.gov/33856946/
50. Organización Médica Colegial de España [Internet]. Zaragoza: Grupo de Investigación en Bioética de Aragón (GIBA)-IIS. 2022 [citado 19 marzo 2023]. Enfermar es humano: cuando el paciente es el médico. Disponible en: https://www.cgcom.es/sites/main/files/minisite/static/0dd077f6da174ef58c32-df56dc17c917/enfermar-es-humano/4/index.html

ANEXO 1. CUESTIONARIO

Estimado compañero/a,

Esta encuesta se desarrolla con el objetivo de conocer la situación actual del fenómeno de **segundas víctimas** (profesionales afectados por errores clínicos que han cometido) entre los **médicos residentes**. **Tu experiencia es muyimportante para nosotros** para poder evitar esta situación y crear herramientas que se puedan implementar en proyectos futuros. Es totalmente **ANONIMA y VOLUNTARIA** y apenas son 6 minutos.

Si estas interesado/a en los resultados obtenidos en la misma o tienes alguna duda con la encuesta escríbenos al correo al final de este cuestionario.

Al marcar la casilla de protección de datos entendemos que das tu consentimiento.Esta información quedará almacenada en los servidores de Google. Puede ver supolítica de privacidad en https://policies.google.com/privacy . En cualquier caso,te garantizamos que toda la información obtenida en el estudio se utilizará únicamente en forma agregada de modo que no permita en ningún caso la identificación del profesional o la Unidad de formación especializada que ha realizado la encuesta.

Protección de datos

X He leído y acepto la política de privacidad

1. Indique:

- Edad
- Sexo (Hombre/Mujer)
- Especialidad del residente: (Médica/ Quirúrgica/ Médico-Quirúrgica).
- Año de residencia: Primero/Segundo/Tercero/Cuarto/Quinto.

2. A lo largo de tu formación como residente con qué frecuencia has podido observar lo siguiente:

- Errores clínicos que podrían haber causado daño al paciente pero que se solucionaron antes de llegar al mismo (Cuasi-incidente). (nunca/ una vez/ más de una vez)
- Errores clínicos que llegaron al paciente, pero no le causaron daño (Incidente) (nunca/ una vez/ más de una vez)
- Eventos adversos con consecuencias graves en algún paciente debidos a las actuaciones médicas realizadas (nunca/ una vez/ más de una vez).

3. Podrías indicarnos si conoces:

- Otros compañeros de residencia que lo han pasado mal emocionalmente a raíz de un evento adverso (ninguno/ uno/ más de uno)
- Otros compañeros de residencia que a raíz de un error clínico han sufrido problemas laborales (ninguno/ uno/ más de uno)

4. Indica, según tu experiencia, cuál crees que es la probabilidad de que:

- En tu especialidad se produzca un evento adverso con consecuencias para el paciente (ninguna/baja/media/alta)
- En tu especialidad recibas apoyo si ocurre un error clínico (ninguna/baja/media/alta)

5. En caso de que se produjera un error clínico, en qué medida crees que podría suceder lo siguiente (0=nada, 10= muy frecuente)

- Informar al paciente o a sus familiares del error
- Pedirle disculpas al paciente (o a sus familiares)
- Tener miedo a afrontar consecuencias legales
- Tener miedo a perder el prestigio profesional
- No saber cómo informar del error al responsable clínicodel hospital
- Tener conflicto con otros profesionales (reproches ocríticas)

6. En tu experiencia que consecuencias ha tenido el informar a un paciente sobre un evento adverso evitable que haya padecido:

- El paciente acepto las explicaciones
- A consecuencia de la conversación, empeoraron las relaciones con el paciente
- El paciente presentó una demanda
- El paciente tuvo una respuesta agresiva
- No tengo experiencia al respecto

7. En el caso de que te haya visto involucrado en un evento adverso evitable con consecuencias graves indica si alguna vez has sentido alguno de los siguientes síntomas:

Nota: Estos síntomas son los que (en mayor o menor grado y frecuencia) se asocian a lo que se denomina segunda víctima. Si no has tenido ningúnincidente marca la casilla " No he tenido incidentes". En caso afirmativo, marca la casilla " he tenido algún incidente".

U HE TENIDO ALGÚN INCIDENTE (CONTINUARÁN LA ENCUESTA)

- □ **He tenido algún incidente (continuará la encuesta)**
- □ **No he tenido ningún incidente (continuarán la encuesta a partir de la pregunta 12)**

- Obnubilación, confusión, dificultades para concentrarseen la tarea en los días siguientes al evento adverso. (Nunca/Casi nunca/A veces /Frecuentemente/Muy frecuentemente)
- Sentimientos de culpa. (Nunca/Casi nunca/A veces/Frecuentemente/Muy frecuentemente)
- Pesimismo ante la vida, tristeza. (Nunca/Casi nunca/A veces /Frecuentemente/Muy frecuentemente)
- Cansancio. (Nunca/Casi nunca/A veces /Frecuentemente/Muy frecuentemente)
- Ansiedad. (Nunca/Casi nunca/A veces /Frecuentemente/Muy frecuentemente)
- Insomnio, dificultades para disfrutar sueño reparador. (Nunca/Casi nunca/A veces /Frecuentemente/Muy frecuentemente)
- Revivir el suceso una y otra vez. (Nunca/Casi nunca/A veces /Frecuentemente/Muy frecuentemente)
- Ira y cambios de humor en el trabajo. (Nunca/Casi nunca/A veces /Frecuentemente/Muy frecuentemente)
- Ira y cambios de humor en casa (Nunca/Casi nunca/A veces /Frecuentemente/Muy frecuentemente)
- Dudas constantes sobre lo que se tiene que hacer en cada caso y si las decisiones clínicas son las correctas. (Nunca/Casi nunca/A veces /Frecuentemente/Muy frecuentemente)
- Pérdida de la reputación profesional entre los compañeros. (Nunca/Casi nunca/A veces/Frecuentemente/Muy frecuentemente)
- Cuestionarse si continuar en la profesión o abandonarla. (Nunca/Casi nunca/A veces /Frecuentemente/Muy frecuentemente)
- Hipervigilancia (Nunca/Casi nunca/A veces/Frecuentemente/Muy frecuentemente)

8. En caso de que hayas experimentado o sufrido un evento adverso o un incidente ¿En qué área se produjo?

- Área de urgencias
- Área de cuidados intensivos/ Reanimación
- Área quirúrgica
- Área médica general
- Área médica materno-infantil
- Área de diagnóstico y apoyo clínico
- Área de Consultas

9. En caso de haberse producido un evento adverso o incidente ¿Cuál crees que fue el principal factor implicado?

- Experiencia insuficiente
- Conocimiento insuficiente
- Alta presión laboral
- Falta de trabajo en equipo
- Mala comunicación con el paciente
- Falta de los medios necesarios para llevar a cabo la actividad asistencial

10. En el caso de que te hayas visto involucrado en un evento adverso evitable con consecuencias graves, indica en quién te has poyado para superar este malestar:

- Familiares y/o amigos
- Compañeros médicos residentes
- Adjunto responsable
- Jefe del servicio médico
- Supervisión de enfermería
- Personal de enfermería
- Dirección de la institución
- Servicio de Prevención de Riesgos Laborales
- Unidades de salud mental (psicólogo/psiquiatra)
- Otros (marque el que considere importante)

11. En caso de haber recibido apoyo emocional en tu error clínico en el hospital:

a) Se te ofreció apoyo tras preguntar por él
b) Se te ofreció activamente posible antes de cometer el error
c) Lo encontraste por tu cuenta
d) No has tenido disponible apoyo

12. Durante tu formación universitaria pregrado:

a) ¿Crees que si hubieras obtenido mejores habilidades comunicativas/clínicas prácticas durante tu formación podrías haber evitado alguno de tus errores clínicos como residente? (Si/No)
b) ¿Crees que se fomenta el trabajo en equipo? (Si/No)
c) ¿Crees que se tiene en cuenta la opción de cometer errores y cómo afrontarlos? (Si/No)

13. Preguntas abiertas:

- ¿Qué factores, que no hayamos mencionado, crees que contribuyen a la consecución de un error clínico?
- ¿Qué medidas de apoyo propondrías para los profesionales que han sufrido un hecho de segundas víctimas?
- En el caso de que hayas experimentado o sufrido algún error clínico o algún evento adverso grave en la atención a un paciente y sólo si lo consideras oportuno ¿podrías describirnos brevemente que ocurrió?

ANEXO 2. PRIMER CORREO ELECTRÓNICO ENVIADO

Facultad de Medicina
Universidad Zaragoza

Departamento de
Microbiología, Pediatría,
Radiología y Salud Pública
Universidad Zaragoza

Estimado compañero/a,

Nos dirigimos a usted desde el **Departamento de Microbiología, Pediatría, Radiología y Salud Pública** de la **Universidad de Zaragoza** para solicitar su participación en un estudio centrado en los médicos y médicas residentes como **segundas Víctimas**.

Este término hace referencia a las repercusiones emocionales, físicas y profesionales del hecho de cometer un error clínico o un evento adverso grave en quien lo comete. Equivocarse es humano y es difícil encontrar una profesión más humana que la nuestra.

Detrás de cada incidente para la seguridad, y con independencia de que ocasione un daño en algún paciente, se encuentra un profesional que puede verse afectado por el mismo y convertirse en lo que se ha llamado una "**segunda víctima**". Algunos profesionales terminaran dudando de su juicio, sintiendo miedo por las consecuencias legales, experimentando fenómenos de ansiedad o hipervigilancia en su unidad.

Este término se lo debemos al profesor Albert Wu, quien en un editorial del British Medical Journal, BMJ 2000;320:726 (https://www.bmj.com/content/320/7237/726) describió como en su época de residente conoció a un compañero que sufrió signos clínicos transcendentes que la persiguieron durante su carrera y le hicieron ser juzgado cruelmente por el conjunto de profesionales del hospital. Sin embargo, desde la publicación de este documento han pasado 22 años y apenas hay publicaciones que investiguen este fenómeno entre residentes.

Nuestro estudio se realiza dentro de la línea de investigación de Calidad y Seguridad del Paciente y forma parte de un trabajo de fin de grado. Su participación es absolutamente voluntaria, en ningún caso debe sentirse obligado a participar, pero es muy importante para nosotros su experiencia para obtener el conocimiento que necesitamos y por ello le estaríamos muy agradecidos. Este proyecto ha sido aprobado por el Comité de Ética de Investigación. Todos los datos serán anonimizados y tratados de forma agregada. Además, la base de datos será destruida una vez finalice el estudio.

El objetivo del estudio es analizar la importancia de este fenómeno entre los residentes de nuestro medio y **para participar únicamente deberá rellenar la siguiente encuesta que no le llevará más de 6 minutos**.

Una vez finalizado, se remitirá el informe final a los participantes que nos los soliciten.

Muchas gracias por su colaboración
Óscar Valer Monterde.

ANEXO 3. SEGUNDO CORREO ELECTRÓNICO ENVIADO

Facultad de Medicina
Universidad Zaragoza

Departamento de
Microbiología, Pediatría,
Radiología y Salud Pública
Universidad Zaragoza

Estimada compañera/o:

Nos dirigimos a ti desde el Departamento de Microbiología, Pediatría, Radiología y Salud Pública de la Universidad de Zaragoza para solicitar, de nuevo tu participación en un estudio centrado en los médicos/as residentes como segundas víctimas. Este concepto se utiliza para referirse a los profesionales sanitarios que se han visto involucrados en un evento adverso, un error y/o un daño inesperado del paciente quedando traumatizados por él. Estos profesionales se sienten responsables del daño sufrido por el paciente, manifiestan unos síntomas característicos y terminan dudando de sus habilidades clínicas y competencia profesional.

Nuestro estudio se realiza dentro de la línea de investigación de calidad y seguridad del paciente formando parte de un Trabajo de Fin de Grado y tiene como objetivos:

- Valorar los conocimientos y actitudes ante errores clínicos.
- Determinar sus factores asociados y su repercusión.
- Compilar propuestas de actuación para evitar el problema.

Tu participación es voluntaria, pero entendemos que tu experiencia es importante para mejorar la calidad de nuestra actividad profesional y por ello insistimos en contar con tu colaboración.

Este proyecto ha sido aprobado por el Comité de Ética de Investigación de Aragón y todos los datos serán anonimizados.

Para participar únicamente deberás rellenar, si no la has cumplimentado previamente, la siguiente encuesta que no te llevará más de 6 minutos.

Una vez finalizado el estudio, facilitaremos el informe final a los participantes que nos los soliciten y la Comisión de Docencia del hospital. No dudes en hacernos llegar cualquier duda o comentario que consideres oportuno.

Muchas gracias por tu colaboración.
Óscar Valer Monterde.

ANEXO 4. DICTAMEN DEL COMITÉ DE ÉTICA CLÍNICA DE ARAGÓN

GOBIERNO DE ARAGON
Departamento de Sanidad

Informe Dictamen Favorable
Trabajos académicos

C.I. PI22/580

11 de enero de 2023

Dña. María González Hinjos, Secretaria del CEIC Aragón (CEICA)

CERTIFICA

1º. Que el CEIC Aragón (CEICA) en su reunión del día 11/01/2023, Acta Nº 01/2023 ha evaluado la propuesta del Trabajo:

Título: Afrontamiento de los errores clínicos entre los médicos residentes: el fenómeno de la segunda víctima

Alumno: Óscar Valer Monterde
Tutor: Carlos Aibar Remón

Versión protocolo: Versión 2. 12/01/2023
Versión encuesta: Versión 2. 12/01/2023

2º. Considera que

- El proyecto se plantea siguiendo los requisitos de la Ley 14/2007, de 3 de julio, de Investigación Biomédica y los principios éticos aplicables.
- El Tutor/Director garantiza la confidencialidad de la información, la obtención y el adecuado tratamiento de los datos, en cumplimiento de la legislación vigente y la correcta utilización de los recursos materiales necesarios para su realización.

3º. Por lo que este CEIC emite **DICTAMEN FAVORABLE a la realización del proyecto.**

Lo que firmo en Zaragoza

GONZALEZ HINJOS MARIA - DNI 03857456B

Firmado digitalmente por GONZALEZ HINJOS MARIA - DNI 03857456B
Fecha: 2023.01.13 13:00:02 +01'00'

María González Hinjos
Secretaria del CEIC Aragón (CEICA)

ANEXO 5. INFOGRAFÍA PARA EL TRIBUNAL

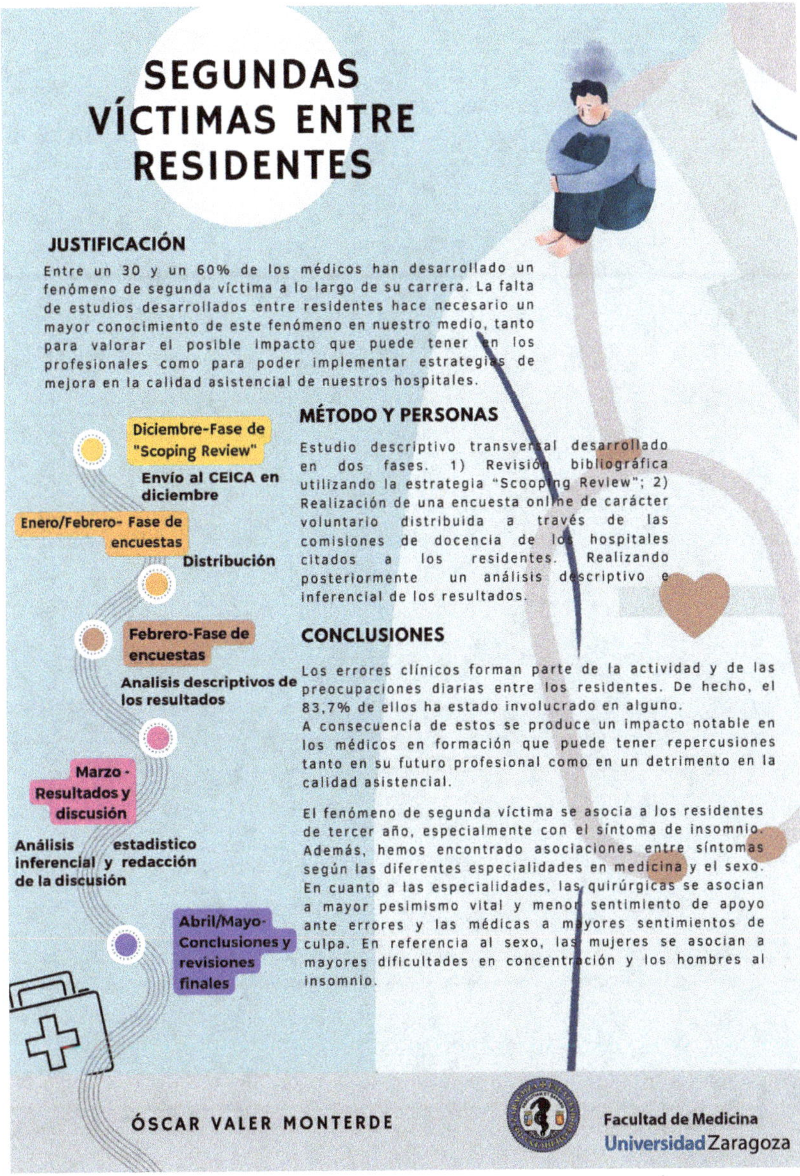